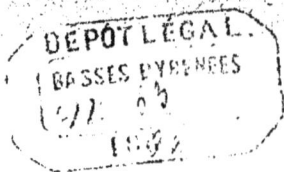

Hommage de l'Auteur

DE L'HYSTÉRECTOMIE ABDOMINALE

POUR

FIBROMES DE L'UTÉRUS

⊷ ⊶

VINGT OBSERVATIONS PERSONNELLES

PAR LE

Dr J. LAFOURCADE (de Bayonne)

Ancien Interne des Hôpitaux de Paris

Ancien aide d'Anatomie

Ancien chef de Clinique chirurgicale à la Faculté de Médecine de Paris

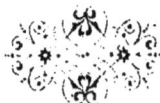

BAYONNE

IMPRIMERIE A. LAMAIGNÈRE, RUE JACQUES LAFFITTE

1899

DE L'HYSTÉRECTOMIE ABDOMINALE

POUR

FIBROMES DE L'UTÉRUS

DE L'HYSTÉRECTOMIE ABDOMINALE

POUR

FIBROMES DE L'UTÉRUS

————— ✤ " ✥ —————

VINGT OBSERVATIONS PERSONNELLES

PAR LE

Dr J. LAFOURCADE (de Bayonne)

Ancien Interne des Hôpitaux de Paris

Ancien aide d'Anatomie

Ancien chef de Clinique chirurgicale à la Faculté de Médecine de Paris

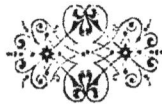

BAYONNE

IMPRIMERIE A. LAMAIGNÈRE, RUE JACQUES LAFFITTE

1899

PUBLICATIONS DU MÊME AUTEUR

Maladies des Femmes

1° *Kyste du vagin.* — Notes et observation lues à la Société de Chirurgie de Paris, par le Dʳ Richelot (*Bull. et Mém. de la Soc. de Chir.* 1889).

2° *Observations d'opération de Schrœder* (In thèse de Chanteloube 1888 et in thèse Pescher 1891).

3° *Abcès du ligament large consécutif à une salpingite suppurée* (*Bull. de la Soc. Anatomique* 1891).

4° *De l'hystérectomie vaginale dans les suppurations péri-utérines* (Thèse de Doctorat 1893).

5° *De l'hystérectomie vaginale dans les lésions inflammatoires des annexes* (*Arch. prov. de Chir.* Novembre 1894 et Janvier 1895).

6° *Opérations de fibromes utérins* (Congr. de Gyn. de Bordeaux 1895).

7° *Résultats de la néphrorraphie* (Congr. de Gyn. de Bordeaux 1895).

8° *Opérations pratiquées sur les organes génitaux de la femme* (Brochure de 30 pages, impr. Labèque, Dax).

Chirurgie Générale

1° *Kyste hydatique de l'aine* (*Bull. de la Soc. Anatomique* 1888).

2° *Observations sur le traitement des Abcès par congestion par la ponction et l'éther iodoformé* (In thèse Hamau 1888).

3° *Rétrécissement de l'urètre — Infiltration anormale d'urine* (*Bull. de la Soc. Anat.* 1891).

4° *Décollement épiphysaire de l'extrémité supérieure du fémur* (*Bull. de la Soc. Anat.* 1891).

5° *Gliome du cervelet — Mort subite* (*Bull. de la Soc. Anat.* 1891).

6° *Cancer pédiculé de l'estomac* (*Bull. de la Soc. Anat.* 1891).

7° *De la Gastrostomie sans obturateur et sans sonde à demeure*, avec opération personnelle (*Gazette hebdomadaire* 1891).

8° *De la Déviation en dehors du gros orteil* (Revue générale de la *Gazette des Hôpitaux* 1894).

9° *Extirpation de l'astragale pour un pied-bot équin ankylosé* (*Bull. et Mém. de la Soc. de Chir.* 1894).

10° *De la Cure radicale des hernies* (Ouvrage de 86 pages, impr. Labèque, Dax 1894).

11° *Luxation congénitale de la hanche* — Opération de Lorenz (Congrès de Pœdiatrie de Bordeaux 1895).

12° *Deux cas de fibromes de la paume de la main* (*Bull. de la Soc. Anat.* 1895).

13° *Un cas de Kyste hydatique du rein* (*Gazette des Hôpitaux*, Juillet 1896).

14° *Un procédé d'excision des hémorrhoïdes* (*Arch. prov. de Chir.* Mai 1897).

15° *Cure radicale de la hernie inguinale des enfants* — 36 observations personnelles (In thèse de Bernès-Lasserre 1897).

16° *Fracture simultanée des deux rotules — Suture métallique — Guérison* — Rapport du D\u02b3 Chaput. (*Bull. et Mém. de la Soc. de Chir.* 1897).

17° *Péritonite purulente — Laparotomie — Guérison* — Rapport du D\u02b3 Richelot. (*Bull. et Mém. de la Soc. de Chir.* 1897).

18° *Deux cas d'abcès du foie — Laparotomie avec résection du bord inférieur du thorax et laparotomie trans-pleurale.* (*Bull. et Mém. de la Soc. de Chir.* 1897).

En préparation : *Traitement chirurgical du Cancer de l'estomac* (avec observations personnelles).

De l'hystérectomie abdominale

POUR FIBROMES DE L'UTÉRUS

Le plus grand progrès réalisé dans ces dernières années en chirurgie gynécologique est la perfection apportée à l'hystérectomie abdominale pour fibromes de l'utérus. Pendant les trois premières années de ma pratique chirurgicale, j'ai eu recours au pédicule extérieur d'Hégar que j'avais vu employer par mes maitres à l'exclusion de tout autre procédé. Il m'avait donné de bons résultats quant à la mortalité, mais que d'ennuis dans la convalescence et quelle mauvaise cicatrice abdominale ! Aussi, convaincu que *« le meilleur traitement du pédicule, c'est de le supprimer »*, après avoir vu opérer MM. Richelot, Segond et Doyen, j'ai eu recours, depuis janvier 1898, à l'hystérectomie abdominale totale ou presque totale, ne laissant en place qu'un moignon de col, comme dans le procédé de Kelly. *Je puis dire que les fibromes utérins guérissent aussi simplement que le plus bénin des kystes de l'ovaire, et la convalescence de mes opérées n'a pas dépassé trois semaines.*

Je ne décrirai dans ce travail que ma pratique personnelle et les résultats que m'a donnés l'hystérectomie abdominale dans le traitement des fibromes. Les opérations dont je donne plus bas le résumé ont été pratiquées à ma maison de santé, le *Pavillon St-Louis* (à l'exception de deux fibromes opérés à St-Sébastien) avec mes aides habituels, en présence de nombreux confrères et du médecin traitant.

De Janvier 1898 à Mars 1899, *j'ai pratiqué vingt hystérectomies abdominales pour fibromes avec dix-huit guérisons.* Les deux morts ont été amenées, la première par une crise de basedowisme suraigu greffée sur un petit goitre exophthalmique ; la seconde, par de l'asystolie aiguë survenue le quatrième jour et qui a enlevé la malade dans trois heures.

Je me suis trouvé parfois en présence de sérieuses difficultés opératoires ; d'autres fois, l'état général était déplorable.

J'ai toujours laissé abandonnés à eux-mêmes les fibromes ne donnant pas d'accidents. Mais, dans le cas contraire, je n'admets que l'intervention, car les résultats merveilleux qu'elle donne ne peuvent être comparés avec les améliorations passagères et illusoires de l'électricité, du traitement balnéaire chloruré-sodique ou du traitement médical. Les dangers auxquels s'exposent les malades du fait de l'opération sont moins grands que ceux qu'elles courent en conservant un fibrome augmentant de volume, produisant des phénomènes de compression, retentissant sur l'état général, produisant des hémorrhagies. Cette vérité n'est plus discutable actuellement que l'hystérectomie abdominale et l'hystérectomie vaginale donnent une faible mortalité.

Indications de l'Opération

Pour quelques chirurgiens, la vie serait incompatible avec un fibrome utérin, et l'ablation est indiquée par le seul fait de l'existence de la tumeur. Ces auteurs basent leur opinion sur le fait que l'état général de la malade sera rapidement compromis, que des phénomènes de compression, des dégénérescences, des lésions annexielles secondaires peuvent se produire, que la tumeur peut présenter des prolongements intra-ligamenteux, et que des grossesses possibles peuvent se terminer par des accouchements graves et compliqués. D'autre part, l'opération est d'une bénignité totale, quand elle s'adresse à

des tumeurs de petit volume, qu'il n'y a ni adhérences
viscérales, ni suppuration péri-utérine, ni prolongements
intra-ligamenteux.

Une telle opinion est, sans conteste, trop absolue, et la
plupart des chirurgiens sont éclectiques et n'opèrent que
dans certaines conditions.

Il faut opérer :

1º *Dès que la tumeur tend à se développer*. — L'enclavement, la compression, les douleurs sont sous la dépen-
dance de l'augmentation de volume des fibromes. En
outre, des lésions cardiaques apparaissent, les reins et le
foie subissent des altérations plus ou moins graves, et
l'état général s'altère. En cas de développement rapide,
l'opération est urgente. Les fibromes volumineux, quand
ils sont incompatibles avec les exigences de la vie ordinaire, doivent être enlevés.

2º *Quand des hémorrhagies se produisent*. — Cette indication a une très grande valeur. Les hémorrhagies retentis-
sent sur l'état général et doivent faire intervenir le plus
tôt possible. N'est-ce pas à elles qu'est dû cet état de
cachexie lamentable dans lequel les malades s'adressent
parfois au chirurgien? « La persistance et la répétition
des hémorrhagies ne permettent plus à la longue de faire
la compensation ; l'anémie, une anémie extrême, survient :
les conjonctives, les lèvres se décolorent, la face est pâle
et jaune, le cœur palpite au moindre mouvement, et c'est
dans cet état d'affaiblissement extrême que des malades,
épuisées par plusieurs années de pertes, venaient autre-
fois s'adresser au chirurgien. » (Legueu et Labadie-
Lagrave).

3º *Quand surviennent des phénomènes de compression et
des douleurs*. — C'est là une indication aussi formelle que
les précédentes. Quelques fibromes ne sont nullement
douloureux ; d'autres s'accompagnent de douleurs vives,

de phénomènes dyoménorrhéiques ou de compressions
sur les nerfs du voisinage. D'autres fois, les annexes
infectées (Bouilly) ou non altérées (Quénu) sont le siège de
douleurs très vives. Les phénomènes de compression sont
presque constants dès que le fibrome atteint un certain
développement. On observe des douleurs le long des
sciatiques, des tiraillements lombaires, des douleurs
expulsives, de la compression de la vessie avec dysurie,
et du rectum avec constipation ou obstruction et occlusion
intestinales. La compression des vaisseaux amène de la
phlébite, la dilatation du cœur gauche, avec dégénérescence graisseuse et atrophie de la fibre cardiaque. La
compression des uretères avec albuminurie est une indication formelle, *pourvu que la quantité d'albumine soit peu
importante.*

4° *Quand il existe : a)* des lésions annexielles ; *b)* des
poussées de péritonite locale ; *c)* un épithélioma conco-
mitant du col.

5° *Quand des accidents infectieux apparaissent du côté des
fibromes —* une opération urgente est nécessaire. Je suis
intervenu deux fois pour des fibromes intra-utérins sphacélés et s'accompagnant de septicémie grave. Dans un cas,
opéré avec le concours des Drs Mendiboure et Casedevant,
je me trouvais en présence d'un fibrome remontant jusqu'à l'ombilic, dont l'extrémité inférieure faisait saillie
entre les lèvres du col. L'état général était grave, les
hémorrhagies abondantes et fétides, la température à 39°5,
le ventre ballonné et douloureux. Après débridement du
col, je saisis le fibrome à l'aide de pinces à traction, mais
le tissu déchirait. Je pus, grâce à des pinces à morcellement, enlever le fibrome par petits morceaux sphacélés et
noirâtres, et je terminai l'opération par un curettage, une
irrigation intra-utérine et un tamponnement. Les suites
furent très simples et la malade, revue huit mois après

l'opération, était très bien portante. Elle est actuellement
enceinte.

Dans un autre cas, opéré en mars 1898, avec les Dʳˢ Vic
et Carion, de St-Sébastien, même tableau avec rétention
d'urine. L'opération put être terminée, grâce aux pinces
à morcellement, car toute prise était impossible sur la
tumeur sphacélée et ramollie. La guérison fut rapide et,
en janvier 1899, soit dix mois plus tard, j'ai fait une
hystérectomie abdominale à cette malade pour un fibrome
du fond de l'utérus, de la grosseur d'une tête d'adulte.

L'indication, en présence d'un fibrome intra-utérin
sphacélé, est nette : il faut débarrasser la cavité utérine
des produits sphacélés et s'en tenir là. Je ne saurais
admettre *d'emblée* l'hystérectomie abdominale ou vaginale,
au moment des accidents aigus, que si, *malgré tout ce que
l'on pourrait faire*, l'infection continuait. J'ajouterai enfin
qu'après la myomotomie intra-utérine on devrait plus
tard intervenir par l'opération radicale, si d'autres fibromes concomitants de celui qui donnait des accidents
persistaient ou se développaient *(Voir Obs. XVI)*.

6° *Quand le fibrome est dégénéré* (dégénérescence kysti-
que ou sarcomateuse). — La transformation sarcomateuse
des fibromes est actuellement élucidée. Niée par Cru-
veilher, elle est admise par Virchow, Schrœder, Cornil et
Ranvier, et surtout par Pilliet et Costes. Le début se fait
par l'endothélium des vaisseaux dont les cellules se seg-
mentent, se multiplient, forment d'abord une couche
concentrique autour des vaisseaux et s'étendent ensuite
dans l'épaisseur des fibres musculaires. Ces dernières
s'hypertrophient, leur protoplasma n'est plus homogène,
les noyaux deviennent granuleux, et elles finissent par
disparaître pour faire place au tissu sarcomateux.

Pour résumer les indications de l'intervention pour
fibromes utérins, je ne saurais mieux faire que de citer
textuellement les paroles de M. Bouilly au dernier *Congrès*

Français de Chirurgie : « Je dirai seulement d'une manière générale que, sans considérer tout fibrome comme
un néoplasme qu'il est urgent d'enlever et qui ne saurait
être abandonné sans danger pour l'avenir de la femme, il
est nécessaire aujourd'hui de beaucoup élargir les indications opératoires et de s'attaquer franchement à la tumeur,
même petite, dès qu'elle présente des signes d'accroissement ou qu'elle devient la cause de troubles fonctionnels.
Grâce à cette doctrine, on ne verrait plus venir au chirurgien, comme à *l'ultima ratio*, à bout de forces et de
ressources, des malades arrivées au dernier degré de la
cachexie hémorrhagique ou présentant ces énormes
tumeurs dont l'ablation charge encore le bilan mortuaire
de l'hystérectomie abdominale. S'il nous était donné de
voir les fibromes jeunes et peu développés et si nous avions
la bonne fortune de les opérer dès les premières manifes-
tations de leur accroissement ou de leurs symptômes,
l'ablation de ces tumeurs deviendrait une des opérations
les plus bénignes de la chirurgie gynécologique. »

Ménopause et fibromes. — Comme corollaire des
indications de l'intervention pour fibromes, se pose l'importante question de l'influence de la ménopause sur ces
tumeurs. On trouve dans les classiques anciens, sur l'évolution des fibromes, que ces tumeurs subissent une régres-
sion pouvant aller jusqu'à la disparition et que les accidents
s'atténuent à mesure que l'on approche de l'âge critique.
Rien n'est plus contraire aux faits que des opinions aussi
étranges. Nous voyons tous, des fibromateuses de 42 à 50
ans, qui viennent nous demander un avis sur l'opportu-
nité d'une opération, *à la suite d'accidents de plus en plus
marqués*, et auxquelles certains médecins disent : « Mais
attendez la ménopause, tout s'arrangera ». On peut,

au contraire, *affirmer que la ménopause est, en général, malfaisante pour les fibromes.* La plupart de mes opérées sont à l'époque critique ou l'ont dépassée. Sur 250 femmes opérées par Péan (¹) , 100 avaient de 40 à 50 ans et 10 de 60 à 70 ans. Si, parfois, la ménopause amène la diminution des accidents et l'atrophie de la tumeur, il est loin d'en être ainsi dans la majorité des cas.

Depuis le *Congrès Français de Chirurgie de 1893,* cette opinion, contraire aux données anciennes, tend à prévaloir. Pour Péan, la ménopause ne doit pas entrer en ligne de compte pour retarder l'opération. Doyen, Jacobs (¹) sont du même avis et, pour ce dernier, non seulement les fibromes ne diminuent pas, mais ils peuvent, après la ménopause, subir la dégénérescence maligne. Il montre, quelque temps plus tard (²), que, sur 171 opérations personnelles, il a observé 57 cas de dégénérescence. Il cite la statistique de Martin qui, sur 201 cas de fibromes, a observé 60 fois la dégénérescence. Pour Cullingworth (³), la ménopause contribue à la transformation maligne des fibromes. Jesset (⁴), Lauwers (⁵), Martin (⁶) sont du même avis.

J'ai tenu à citer les opinions d'auteurs aussi compétents, pour prouver *qu'en présence d'un fibrome nous ne devons pas compter sur l'influence heureuse de la ménopause et que ce n'est pas sur l'âge que l'on doit se baser pour poser les indications de l'intervention.*

Il est certain que quelques fibromes restent somnolents pendant une assez longue période et peuvent, à un moment donné, se réveiller avec une rapidité extraordinaire. J'ai

---

(1) Péan — Doyen — Jacobs — *Congrès Français de Chirurgie,* 1893.
(2) Jacobs — *Bull. de la Soc. Belge de Gynéc. et d'Obstét.* 1893, page 12.
(3) Cullingworth — *Brit. Medic. Journal,* Mars 1896.
(4) Jesset — *Brit. Médic. Journal,* 26 Décembre 1896.
(5) Lauwers — *Bull. de la Soc. Belge d'Obst. et de Gyn.,* 1897, page 49
(6) Martin — *Traité Clinique des maladies des femmes.*

opéré *(Obs. XII)* une dame de 47 ans, atteinte de fibromes enclavés, remontant à quatre travers de doigt au-dessus du pubis, s'accompagnant de rétention d'urine, de compression du rectum et d'hémorrhagies profuses, et qui, deux mois auparavant, avait une tumeur de la face postérieure de l'utérus à peine appréciable. — Une dame de 44 ans me consulte, en janvier 1898, pour des ménorrhagies assez abondantes. Ne trouvant rien d'anormal, je crois à des pertes dues à la ménopause. En mai, on constate un fibrome du volume de deux poings ; en août, il atteignait à deux travers de doigt au-dessous de l'ombilic. Elle voit à Paris plusieurs médecins et chirurgiens qui admettent un fibrome sans hésitation. Fin septembre apparait de l'ascite, et la malade meurt inopérable, en novembre, avec des symptômes de généralisation viscérale. Cette malade a succombé à une transformation maligne de son fibrome, et elle aurait certainement guéri si l'opération avait été pratiquée quelques mois plus tôt. — En mars dernier, je vois une dame de 54 ans, atteinte d'un volumineux fibrome, qui ne la gène que depuis cinq mois. Je propose l'opération et la malade meurt subitement d'embolie quelques jours après ma visite, sans que l'opération ait été faite.

Indications de l'hystérectomie vaginale

Les indications de l'opération étant admises, prendra-t-on, pour aborder le fibrome, la voie abdominale ou la voie vaginale ?

Les progrès de l'hystérectomie abdominale ont fait perdre du terrain à l'hystérectomie vaginale. « *Même pour une opération, il n'est pas bon de vieillir* » (Bouilly). On aurait cependant tort d'oublier que cette dernière opération donne de merveilleux résultats et qu'elle a ses indications tout comme la voie haute.

Dans certains cas, on peut s'en tenir à une simple énucléation du fibrome par une incision du cul-de-sac antérieur ou postérieur, suivant la proéminence, et enlever ainsi d'assez volumineux fibromes. C'est ainsi que j'ai opéré par myomotomie trans-vaginale, le 22 juillet 1898, avec les Drs Vic, Carion et Aristizibal, une femme de 28 ans présentant un fibrome enclavé de la paroi postérieure qui bombait dans le vagin et atteignait le détroit supérieur. Le col, situé derrière le pubis, était inaccessible. On avait tenu cette femme au lit pendant six mois avec le diagnostic hématocèle ! L'hystérectomie vaginale était indiquée. Mais la malade tenait absolument à la conservation de ses organes. Par une incision du cul-de-sac postérieur, j'ai enlevé le fibrome par un morcellement qui dura une heure et demie. Les morceaux du fibrome réunis pesaient 600 grammes environ.

Parfois, le fibrome fait saillie dans la cavité utérine, avec ou sans prolongement dans la cavité cervicale et peut être enlevé par cette voie, après débridement du col. Tout le monde connaît la myomotomie intra-utérine qui est une excellente opération si le fibrome enlevé est isolé. J'ai fait cette opération sept fois avec sept succès complets.

Mais ce traitement conservateur est rarement possible, et il faudra presque toujours faire l'hystérectomie vaginale. Dans quels cas cette opération est-elle indiquée ? On est encore loin de s'entendre sur ce point, et si, en France, l'hystérectomie vaginale est très répandue, à l'étranger on ne pratique guère que l'abdominale. En France, on a opéré tout d'abord des fibromes du volume du poing et petit à petit ces limites ont été reculées, et quelques chirurgiens admettent, avec M. Segond, que l'on doit opérer par l'hystérectomie vaginale « *toute masse fibreuse utérine ou péri-utérine dont les limites supérieures ne dépassent pas le niveau de l'ombilic* ». M. Péan admet que l'on doit enlever par cette voie tout fibrome dont le volume ne dépasse pas « une tête de fœtus à terme ».

A cette notion de volume, certains auteurs substituent celle de la situation et de la forme de la tumeur. On doit enlever par les voies naturelles les fibromes allant jusqu'à l'ombilic ou le dépassant même un peu, s'ils sont médians et allongés. Mais les fibromes étalés, enclavés dans les ligaments larges, sont du domaine de l'hystérectomie abdominale.

Après avoir attaqué par l'hystérectomie vaginale de volumineux fibromes ; après avoir fait, par cette voie vaginale, des opérations très pénibles, de 1 heure 1/2 à 2 heures, je préfère, actuellement, opérer par la voie abdominale les fibromes qui ne sont pas petits et qui dépassent le pubis de deux travers de doigt. Je préfère également enlever par l'abdomen les tumeurs larges et enclavées, car l'on fait plus facilement et mieux par le ventre ce que l'on fait à grand'peine par le vagin.

Dans le courant de l'année dernière, j'ai fait cinq hystérectomies vaginales pour fibrome avec cinq succès. — En mai, j'ai opéré une malade du Dr Mendiondo. Je croyais être en présence d'une lésion bilatérale des annexes. Je tombai sur une grossesse extra-utérine à droite et la tumeur gauche était un fibrome du volume du poing. — Le 25 janvier, j'ai opéré par l'hystérectomie vaginale, avec mes confrères Mora, Labatut, Lavielle et Bourretère, une malade du Dr Bon (de Mimbaste), atteinte d'un fibrome de la paroi antérieure, dépassant le pubis de deux travers de doigt. — Les trois autres hystérectomies vaginales ont été faites au *Pavillon St-Louis* pour des fibromes du volume du poing, et le 15e jour, la guérison était obtenue.

Ces résultats montrent que l'hystérectomie vaginale pour fibromes est une opération très bénigne, et, quand

elle est praticable, elle met les malades sur pied plus
rapidement que ne saurait le faire l'hystérectomie abdominale.

Manuel opératoire de l'Hystérectomie abdominale

Je ne décrirai que ma façon de faire.

Les soins préliminaires sont ceux de toute laparotomie.
Le vagin est aseptisé avec le plus grand soin, dans le cas
où l'hystére·tomie totale serait jugée nécessaire.

Comme instruments, en outre des instruments ordinai-
res, il faut avoir quelques pinces longuettes, un tire-
bouchon désenclaveur (Fig. 1), une aiguille courbe montée
(Fig. 2) et une large valve abdominale de Collin qui,
placée à l'angle inférieur de la plaie, donne beaucoup de
jour (Fig. 3).

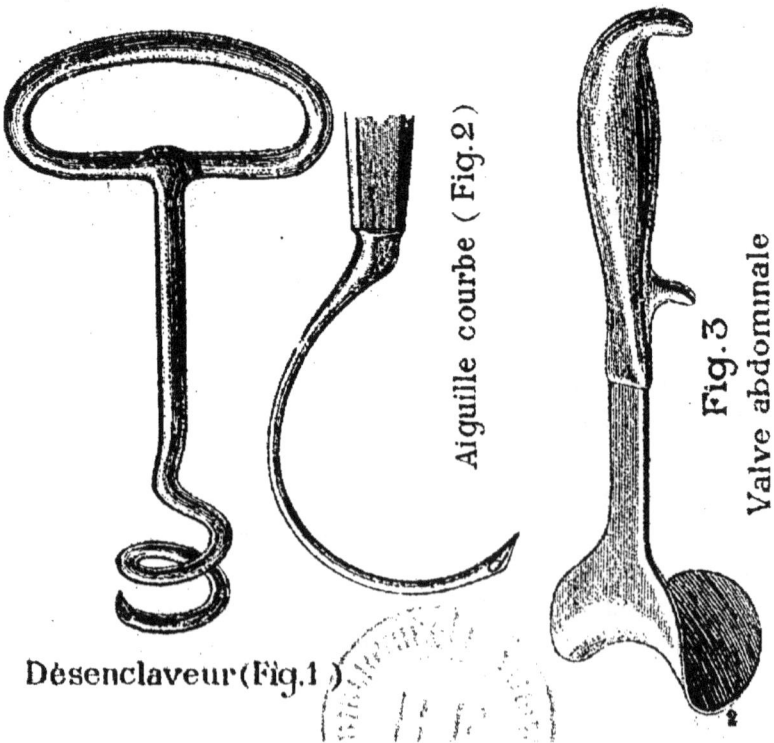

Désenclaveur (Fig. 1)

Aiguille courbe (Fig. 2)

Fig. 3

Valve abdominale

Je me sers, pour éponger et pour protéger le péritoine, de compresses de tarlatane stérilisées à l'autoclave Sorel.

Le plus souvent, avant l'opération, j'injecte sous la peau 500 grammes de sérum. Chez les femmes très anémiées, je fais, au préalable, une série d'injections quotidiennes. Elles m'ont permis d'intervenir avec succès dans des cas où, sans elles, l'opération n'eût certainement pas été possible.

J'anesthésie mes malades à l'éther. Ce dernier ne s'accompagne jamais d'accidents cardiaques, est moins déprimant, et donne moins de vomissements que le chloroforme.

La malade est placée et fixée sur le plan incliné à 45 degrés, les jambes entourées de flanelle.

L'incision de la paroi est calculée suivant les dimensions de la tumeur. Elle commence au-dessus du pubis et atteint l'ombilic, pour le dépasser, en le contournant à gauche, si le fibrome est volumineux. Pour faciliter les manœuvres ultérieures et la mise en place de la valve abdominale, je fends l'aponévrose de la ligne blanche très bas, jusqu'au pubis. L'hémostase de la paroi étant achevée, le péritoine est ouvert. Une petite boutonnière, dont les bords sont saisis avec des pinces hémostatiques, permet l'introduction de l'index gauche sur lequel le péritoine est incisé jusqu'aux limites de l'incision superficielle. Par une exploration rapide, on se rend compte des connexions de la tumeur, des adhérences, de l'état des annexes, des prolongements dans le petit bassin et du degré d'enclavement.

Je décrirai : I. — Un cas simple, le fibrome étant libre ; II. — Un cas complexe avec fibrome adhérent, lésions annexielles, enclavement et prolongement intra-ligamenteux.

I. — Cas simple. — *1° La tumeur est attirée hors du ventre* par le tire-bouchon désenclaveur planté en un point privé de vaisseaux. Une large compresse, allant dans le

Douglas, protège les intestins qu'on ne doit pas voir pendant toute la durée de l'opération. La valve abdominale est placée dans l'angle inférieur de la plaie et on prend soin de charger le péritoine dans la valve (Fig. 4).

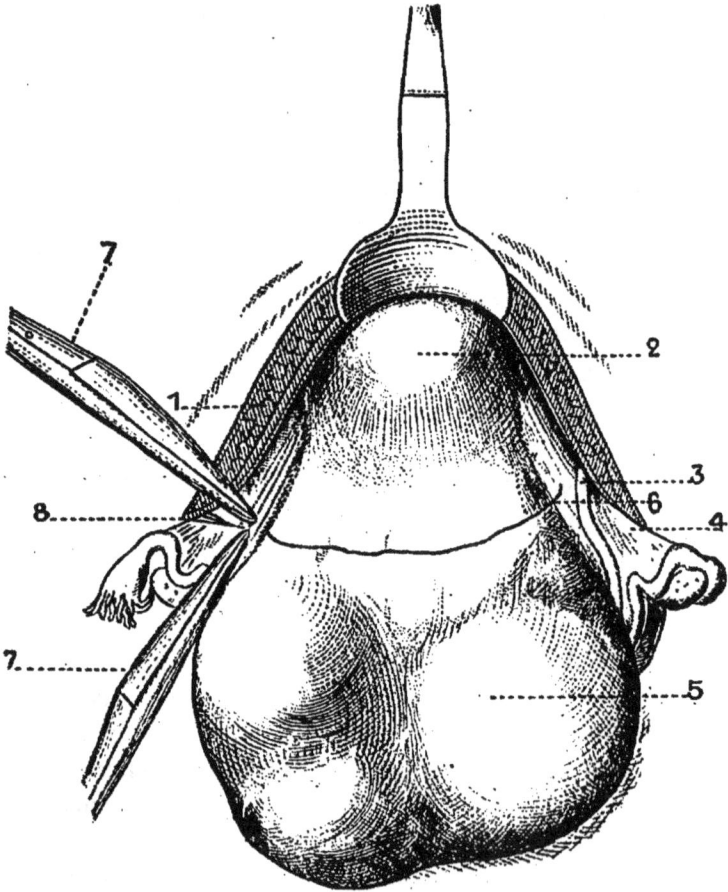

Fig. 4

1. Paroi abdominale. — 2. Vessie. — 3. Ligament rond. — 4. Ligament large. — 5. Fibromes de la matrice. — 6. Tracé du lambeau péritonéal. — 7. Pinces du bord supérieur du ligament large. — 8. Section du bord supérieur du ligament large.

2° *Hémostase et section de la partie supérieure des liga-*

ments larges. — Une pince longuette droite est placée horizontalement, en dehors des annexes, sur le bord supérieur du ligament large gauche et va jusqu'à l'utérus. Une autre pince, dont l'extrémité atteint la précédente, est placée près de la corne utérine, et le ligament large est sectionné aux ciseaux au ras de la pince externe. *Même manœuvre à droite.* Les deux artères utéro-ovariennes se trouvent pincées. Le ligament rond doit parfois être pincé et coupé à part (Fig. 4).

3° Incision du péritoine antérieur. — Isolement de la vessie. — L'aide tirant fortement sur le fibrome à l'aide du désenclaveur, on réunit les deux pinces longuettes par une incision transversale à concavité inférieure, n'intéressant que le péritoine. Cette incision passe à deux centimètres du sommet de la vessie, *là où le péritoine antérieur devient mobile.* Avec le doigt ou une compresse on sépare le péritoine du segment inférieur de la matrice, jusqu'à ce que l'on aperçoive les fibres du vagin. La vessie se trouve écartée et le lambeau antérieur du péritoine constitué (Fig. 4).

4° Hémostase des utérines. — Suivant avec le doigt le bord de l'utérus, à gauche, on aperçoit l'utérine que l'on suit jusqu'à son changement de direction. On place deux longuettes sur l'utérine *que l'on voit,* flanquée de ses veines, *que l'on isole à la rigueur,* et on coupe entre les pinces. En agissant ainsi, on est assuré de ne pas léser l'uretère. *On agit de même du côté droit* (Fig. 5).

5° Section du col. — A ce moment, l'hémostase est complète et la matrice ne tient que par le col inséré au vagin. De deux coups de ciseaux on sectionne le col au ras du vagin et la matrice est détachée avec les tumeurs qu'elle contient. Deux pinces tire-balles sont amarrées sur le col en avant et en arrière. Une ou deux pinces hémostatiques sont quelquefois nécessaires sur les parois du col.

6° Suture du col. — Ligatures des artères. — Au catgut,

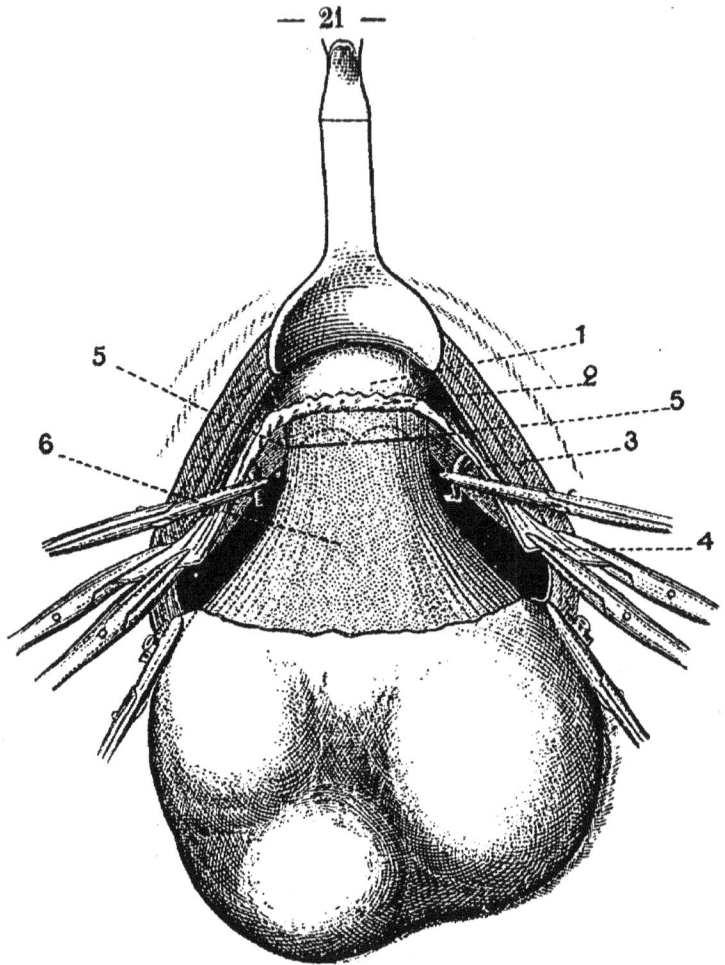

Fig.5 (Richelot)

1. Vessie. — 2. Lamb.au péritonéal détaché et refoulé en bas. —
3. Artère utérine pincée et coupée. — 4. Artère utéro-ovarienne. —
5-5. Point où doit porter la section du col. — 6. Surface du segment
inférieur de l'utérus sans péritoine.

je rapproche les parois du col, enfouissant ainsi la cavité
cervicale et je remplace les pinces des utéro-ovariennes
et des utérines par des fils traversant les pédicules avant
de les lier (FIG. 6).

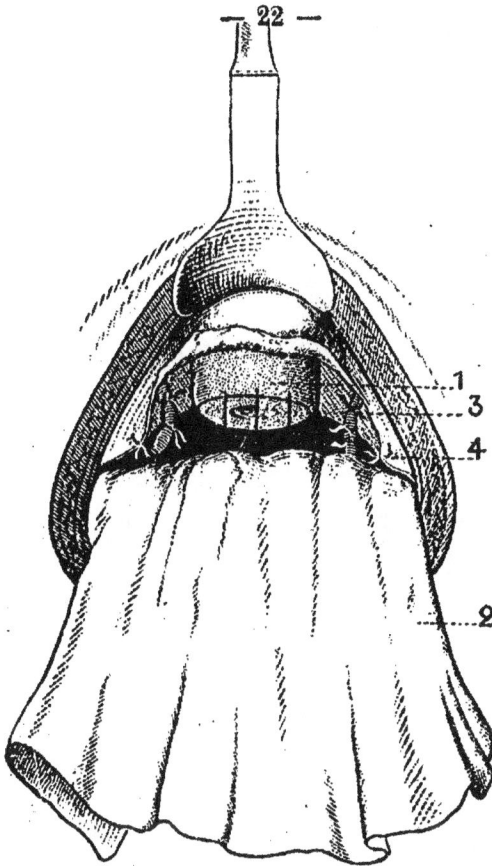

Fig. 6

1. Col de la matrice suturé. — 2. Large compresse protégeant le péritoine. — 3. Artère utérine liée. — 4. Artère utéro-ovarienne liée.

7° *Surjet péritonéal*. — Enfin, pour terminer, je fais au catgut un surjet qui rapproche les deux feuillets des ligaments larges, cache les pédicules vasculaires et réunit le péritoine du lambeau antérieur au péritoine de la paroi postérieure du col. Cette suture commence au delà de la ligature de l'utéro ovarienne qu'elle enfouit sous le péritoine. Le surjet sera fait avec grand soin, à points serrés, à l'aide de l'aiguille courbe de Collin (FIG. 7).

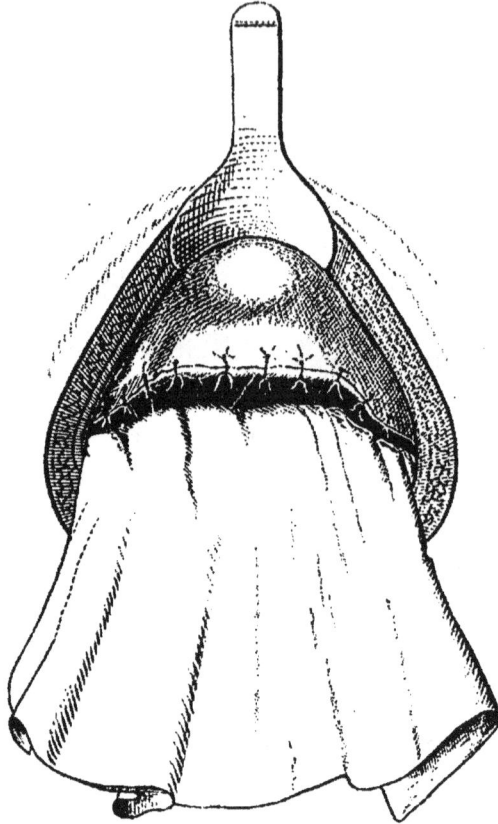

Fig. 7 (Richelot)

Cette figure représente l'opération terminée, le surjet séro-séreux du péritoine étant achevé.

Quand le surjet péritonéal est terminé (FIG. 7), aucune surface cruentée n'est à nu dans le ventre, les pédicules vasculaires sont cachés, et on ne voit que la suture séro-séreuse, ayant la forme d'un fer à cheval. *C'est du surjet bien fait que dépend la bénignité de l'opération.*

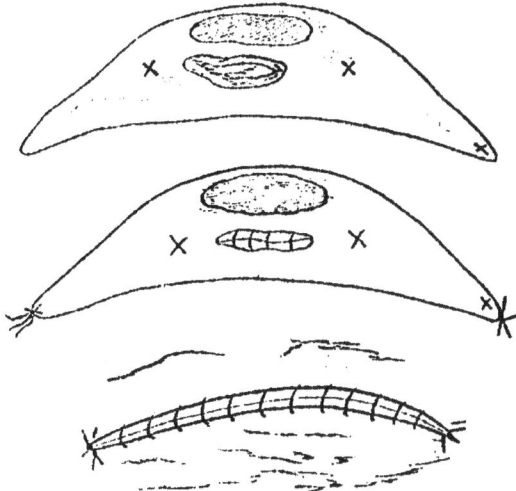

Fig.8

Schémas représentant les parties après l'ablation de la matrice.

8° *Suture de la paroi à trois étages* avec ou sans drainage, suivant les cas.

Je ferai remarquer que, laissant un moignon du col adhérent au vagin, je fais, somme toute, une amputation supra-vaginale de la matrice. J'ai fait cinq fois l'hystérectomie abdominale totale et quinze fois la supra-vaginale. Je trouve de grands avantages à cette dernière opération. La rapidité opératoire est bien plus grande ; la désinfection du vagin n'est jamais absolue, et je n'enlèverai, à l'avenir, le moignon du col, que si le drainage vaginal me paraît nécessaire.

II. — Cas complexe. — L'opération que je viens de décrire est celle d'un cas simple, le plus habituel, sans adhérences, sans enclavement, avec l'indépendance du segment inférieur de la matrice. Mais il n'en est pas toujours ainsi.

En cas d'adhérences viscérales, on les détache avec le plus grand soin. C'est parfois difficile et on peut être obligé de tailler en plein fibrome. Si les adhérences à l'intestin sont étendues et fortes, la résection avec entérorraphie circulaire peut être nécessaire.

Les suppurations des annexes compliquent la situation, si elles s'opposent à l'extériorisation de la tumeur. On doit les enlever avant de s'occuper du fibrome.

On peut se trouver parfois en présence de la disposition suivante, que j'ai rencontrée quatre fois. Un fibrome abdominal du fond de l'utérus coïncide avec un fibrome implanté plus bas et enclavé dans le petit bassin. On exerce alors des tractions sur le fibrome enclavé, à l'aide du tire-bouchon. S'il ne vient pas, on le morcelle et on l'énuclée sur place. Il est nécessaire de vider le petit bassin avant de chercher à pincer l'utérine.

D'autres fois, il n'y a pas de fibrome dans l'abdomen et la tumeur est située dans le petit bassin. On agira alors comme précédemment.

Le cas le plus difficile est dû aux prolongements des fibromes entre les feuillets des ligaments larges. On tombe sur la matrice qui est refoulée en haut et les fibromes occupent l'épaisseur des ligaments larges. J'ai opéré deux cas de ce genre. On attaque alors le bord supérieur du ligament large le plus libre et on arrive sur le fibrome que l'on énuclée de sa loge ou dont on suit minutieusement le contour pour atteindre l'utérine. On sectionne le col et on fait ensuite la bascule à l'américaine, en décollant la vessie de bas en haut. Dans les cas très complexes, on ne peut donner de règle fixe. Le mieux est d'énucléer les fibromes et de ne jamais s'éloigner de leur surface, car les rapports de l'uretère peuvent être modifiés.

Durée de l'opération. — L'hystérectomie abdominale doit être faite le plus rapidement possible. *La rapidité*

n'est pas une question de record ; le succès en dépend souvent.
En opérant vite, on supprime le schock et on risque moins
d'infecter le péritoine.

J'ai noté le temps de la plupart de mes opérations. Il est
rare que je dépasse quarante-cinq minutes, la suture de
la paroi abdominale achevée, cette dernière prenant de
dix à douze minutes. Pour l'incision et l'hémostase
de la paroi, l'isolement de la vessie, le pincement des
artères et l'ablation de la matrice, *je mets de trois à cinq
minutes* dans les cas simples. Dans les cas avec enclavement, je n'ai pas dépassé quinze minutes. Le temps le
plus long est la suture du col, la ligature des pédicules
vasculaires et le surjet séro-séreux.

Suites opératoires. — En général, les suites opératoires sont des plus simples, et elles contrastent singuliè-
rement avec l'importance de l'opération. Le pouls est peu
rapide, la température normale, les douleurs peu vives, et
souvent les malades urinent sans sonde. On doit surveiller
le fonctionnement de l'intestin et purger la malade, dès le
second jour, s'il n'y a pas eu émission de gaz. Les soins à
donner ne diffèrent nullement de ceux qui conviennent
après toute laparotomie. D'ailleurs, comme je le dis souvent, toute femme laparotomisée, dont l'intestin fonctionne,
peut être considérée comme guérie.

Je n'ai jamais observé d'accidents de schock chez mes
opérées, ce qui est dû, sans doute, à l'absence de toute
hémorrhagie et à la rapidité de mes opérations. L'injection sous-cutanée d'eau salée est indiquée si on constate
de la rapidité du pouls et de la dépression artérielle. Je la
fais d'ailleurs immédiatement après l'opération, chez les
débilitées ; le soir et le lendemain de l'opération, si c'est
nécessaire.

Les sutures sont enlevées le dixième jour et les opérées
se lèvent du dix-huitième au vingtième jour. Quelques

malades ont quitté ma clinique plus tôt, dès le quinzième
jour, mais c'est imprudent. Je fais porter aux opérées
une ceinture abdominale que l'on supprime après quelque
temps, si la cicatrice est solide. Je n'ai noté aucune menace
d'éventration.

Accidents et Complications

Les accidents et les complications peuvent être : *a)* opératoires ; *b)* post-opératoires.

1° Accidents pendant l'opération. — En détachant les
adhérences du fibrome aux viscères, *on peut blesser l'intestin ou la vessie,* ce qui est exceptionnel. On fera alors la
suture à trois étages. La résection de l'intestin peut deve-
nir nécessaire, comme je l'ai dit plus haut. *L'uretère* peut
encore être intéressé, lié ou coupé. C'est là un accident
sérieux. Si l'on s'en aperçoit, il faudra aboucher le bout
central dans la vessie. On évitera *sûrement* de blesser
l'uretère si l'on se tient près de l'utérus ou du fibrome, et
si, en pinçant l'utérine, *on la voit*, et si on s'assure que
l'on ne saisit que l'artère.

L'hémorrhagie opératoire n'est pas à craindre. Pour l'éviter, il faut aller droit vers les pédicules vasculaires et
marcher rapidement. La quantité de sang perdue, même
pour de volumineux fibromes, est insignifiante le plus
souvent, et c'est à peine si les compresses sont teintées. Les
vaisseaux sont sous les yeux de l'opérateur et pincés avec
la plus grande facilité. Il est prudent, pour éviter de voir
l'anse du fil glisser, de traverser le pédicule et de lier
d'abord la moitié, puis la totalité du pédicule.

Une fois *(Obs. XVIII)* une hémorrhagie assez abondante
se produisit, venant de la base du ligament large gauche.
Le tamponnement en eut raison et je laissai en place une

mèche en faisant une suture incomplète du ligament large à son niveau.

2° *Accidents post-opératoires.* — Les accidents post-opératoires sont : l'hémorrhagie secondaire, le schock opératoire, la septicémie péritonéale et l'asystolie suraiguë.

L'hémorrhagie secondaire apparaît quelques heures ou quelques jours après l'opération. La première est due à un fil qui a glissé. *Une ligature bien faite ne doit pas glisser.* En traversant le pédicule à lier, on évite cet accident. La seconde est due à l'infection des pédicules qui s'éliminent. Le caillot est envahi par les microbes et ramolli, et l'hémorrhagie se produit.

Le *schock* survient très rapidement ou immédiatement après l'opération. Il est indiqué par l'abaissement de la température, la rapidité du pouls, la pâleur de la face. Il ne survient guère que chez les femmes anémiées et épuisées par leur affection ou quand l'opération a été très prolongée. Je n'en ai pas observé chez mes opérées, comme je l'ai dit. Le meilleur traitement du schock est l'injection sous-cutanée de sérum, de caféine et d'éther.

La cause de mort, de beaucoup la plus fréquente, est la *septicémie péritonéale.* C'est à dessein que je ne dis pas *péritonite,* mot absolument impropre. L'infection du péritoine est due à une faute d'asepsie commise par le chirurgien ou les aides, à la rupture, pendant l'opération, d'une poche salpingienne suppurée, ou à un agent septique venu du vagin ou de la cavité utérine. Le traitement de la septicémie péritonéale est aujourd'hui réglé : larges vessies de glace sur le ventre dès l'apparition des accidents, puis réouverture du ventre, drainage du péritoine, injections sous-cutanées de sérum et de caféine. Mais, malgré tout ce que l'on pourra faire, on aura rarement la satisfaction d'arrêter l'évolution de la septicémie péritonéale.

On réduira au minimum les dangers de l'infection péri-

tonéale, en observant avec la plus grande minutie toutes
les précautions d'asepsie, en protégeant les anses intestinales et la cavité péritonéale avec de larges compresses, et
en faisant un usage judicieux du drainage du petit bassin.
Cette question de drainage divise encore les gynécologues
et quelques chirurgiens drainent dans tous les cas, soit
par le vagin, soit par l'abdomen, soit par les deux voies
combinées. Pour ma part, laissant en place un moignon
du col, je ne l'enlèverai, pour établir le drainage vaginal,
que si j'ai crevé quelque poche salpingienne en la décor-
tiquant, ou si, ayant à détacher de larges adhérences, il
reste à la fin de l'opération des surfaces dénudées et
cruentées. On peut, à la rigueur, drainer par la cavité
cervicale munie d'un drain. Quand on n'est pas sûr de
l'asepsie, le mieux est d'enlever le col, de suturer les ligaments larges à l'ordinaire et de ne pas rapprocher les
parois du vagin et le péritoine qui les recouvre. Par cet
orifice, on fait un tamponnement peu serré du vagin qui
affleure le péritoine. J'ai drainé mes premières opérées
par l'abdomen. Le drain pénétrait dans le Douglas par
l'angle inférieur de la plaie. J'ai abandonné cette façon de
faire et ferme complètement l'abdomen.

Une complication très rare de l'hystérectomie abdominale, dont quelques chirurgiens ont observé des exem-
ples, et qui a enlevé une de mes deux malades atteinte
d'un volumineux fibrome, est l'asystolie suraiguë qui
survient trois ou quatre jours après l'opération, en dehors
de toute septicémie. M. Terrier en a signalé un cas au
dernier *Congrès Français de Chirurgie.* Voici comment les
choses se passent : la malade va très bien, le ventre est
silencieux, quand, subitement, le pouls devient très rapide,
la pression artérielle baisse considérablement, la dyspnée
apparaît et la malade succombe en quelques heures avec
toute sa connaissance, sans que rien puisse relever la
contractilité cardiaque. Il est probable que cet accident

est amené par la dégénérescence du myocarde, que nous connaissons bien, et qui est fréquente dans les grosses tumeurs.

Résultats

Ainsi que je l'ai dit plus haut, j'ai pratiqué, de janvier 1898 à mars 1899, vingt hystérectomies abdominales avec dix-huit guérisons.

Ces opérations comprennent : cinq hystérectomies abdominales totales sans un insuccès et quinze hystérectomies supra-vaginales, suivant le procédé que je viens de décrire, avec deux morts.

En ce qui concerne les hystérectomies totales, j'ai eu recours deux fois au procédé de Doyen modifié, deux fois au procédé de Richelot, et j'ai pratiqué une fois l'hystérectomie vagino-abdominale.

La modification au procédé de Doyen consistait dans le pincement préalable du bord supérieur des ligaments larges, avant toute autre manœuvre, et dans le pincement préalable des utérines. Chacun sait que le procédé de Doyen se caractérise par l'hémostase consécutive.

Le procédé de Richelot est, à mon avis, le plus simple, le plus rapide et le plus sûr des procédés d'hystérectomie totale. Celui dont je me sers habituellement se rapproche du procédé de mon maître. Il s'en différencie par le fait de laisser en place un moignon du col, ce qui rend l'opération plus rapide, et même, je le crois fermement, plus bénigne.

J'ai pratiqué une fois l'hystérectomie abdomino-vaginale dans les circonstances suivantes *(Obs. VI)* : Il s'agissait d'un gros utérus fibromateux, dépassant le pubis de quatre travers de doigt, s'accompagnant d'hémorrhagies abondantes, de douleurs et d'un état général très mauvais. Je crus l'hystérectomie vaginale facilement réalisable. Je

fis, le premier temps de l'opération, l'ouverture des culs-
de-sac du péritoine et le pincement des utérines. Mais
après section médiane du col et de l'isthme, je me trouvai
en présence d'une très grande difficulté d'abaissement, et
fis, séance tenante, l'hystérectomie abdominale. La guérison fut très rapide. En outre du fibrome, la matrice
présentait un épithélioma du corps de l'utérus ayant à
peine envahi la couche musculaire.

Les quinze hystérectomies supra-vaginales m'ont donné
deux morts sur lesquelles, fidèle à ma façon de procéder,
je vais tout spécialement attirer l'attention. *Je suis
convaincu qu'elles ne sont pas la conséquence directe de
l'intervention, et que cette dernière n'a joué qu'un rôle déter-
minant.*

La première *(Obs. XV)* a trait à une femme de 36 ans,
qui m'avait été adressée par le Dr Bon (d'Arthez). Cette
malade, très anémiée et très épuisée par son fibrome,
présentait un mauvais état général. L'opération fut simple
et rapide, puisqu'elle ne dura que 35 minutes. Tout semblait devoir bien marcher, quand le quatrième jour appa-
rurent des accidents singuliers : agitation, fréquence du
pouls, tremblement généralisé, pas de fièvre, rien du côté
du ventre. Le lendemain, le corps thyroïde et les vaisseaux
du cou présentaient un développement extraordinaire, ce
qui me fit faire le diagnostic de basedowisme suraigu. A
une période d'agitation extrême succéda, le lendemain,
un état comateux qui dura vingt-quatre heures, et la
malade mourut le septième jour après l'opération. Je fis
sauter les sutures et pus me rendre compte de l'intégrité
parfaite du péritoine. Les parents de l'opérée m'apprirent
d'ailleurs que la malade avait présenté depuis quelque
temps des symptômes non douteux de goitre exophthalmique. En résumé, cette malade a été emportée par une
crise de basedowisme greffée sur un goitre exophthalmique peu apparent.

D'ailleurs, la coexistence de cette affection avec un fibrome n'est nullement une contre-indication, car on a observé une grande amélioration du goître exophthalmique après l'hystérectomie faite pour fibrome.

Le deuxième insuccès *(Obs. XVIII)* se rapporte à une malade du D𝑟 Guilbeau, âgée de 44 ans, qui présentait un volumineux fibrome dégénéré, adhérent à l'intestin et dont l'état général était déplorable. L'opérée allait très bien jusqu'au quatrième jour, et je la considérais comme guérie, lorsque dans l'après-midi du quatrième jour, vers quatre heures, le pouls devint *brusquement* très mauvais, avec de la dyspnée, et la malade eut elle-même une notion très nette de la gravité de son état. Le pouls était incomptable et fuyant. Les injections d'éther, de caféine, de sérum, furent impuissantes, et la mort survint à sept heures du soir, trois heures après le début des accidents. Ici encore, rien à noter à l'examen des viscères.

Il me paraît évident, comme je l'ai déjà dit, que cette malade a été emportée par des accidents cardiaques de même nature que ceux dont a parlé M. le professeur Terrier au dernier *Congrès de Chirurgie*. Il s'agit d'une asystolie suraiguë. Les malades, épuisées par leur fibrome et les pertes, ont un muscle cardiaque dégénéré et prédisposé à produire de très graves accidents. Hofmeier, Rœhrig, Sebileau ont insisté sur la dégénérescence graisseuse du cœur dans les volumineuses tumeurs et qui comporte un pronostic assez grave.

Ainsi donc, les deux morts consécutives aux vingt hystérectomies ne sont imputables ni à l'hémorrhagie, ni au schock, ni à l'infection, ni à une faute opératoire, *mais à des causes imprévues avec lesquelles nous ne pouvons pas, nous ne devons pas compter.*

En parcourant les observations qui accompagnent ce travail, on verra que les malades sont souvent venues me trouver en désespoir de cause, quand toutes les thérapeutiques n'avaient donné aucun résultat, quand elles étaient à bout de ressources. Parfois, l'état général des malades aurait pu me faire reculer. Et cependant, je n'ai jamais eu à regretter la décision prise.

Ainsi que je l'ai dit, dix-huit hystérectomies ont été pratiquées à ma maison de santé, le *Pavillon St-Louis*, construit sur mes indications ; deux ont été faites à Saint-Sébastien. Ce n'est que dans une salle d'opérations aménagée, que l'on peut répondre du succès d'une opération aussi importante que l'hystérectomie abdominale. Mon ami, le Dr Garat, a anesthésié toutes mes opérées à l'éther. J'ai été aidé directement par le Dr Cahier, médecin agrégé du Val-de-Grâce, de service à l'hôpital militaire de Bayonne, et par mon ami, le Dr Georges Lasserre. Je les remercie de leur dévouement, car c'est à leur assistance que je dois en partie les résultats obtenus.

L'âge de mes opérées présente les particularités suivantes :

Une opérée avait 28 ans ;

Neuf avaient de 30 à 40 ans : quatre avaient 31, 33, 36, 37 ans ; trois avaient 33 ans et deux avaient 39 ans ;

Huit avaient de quarante à cinquante ans : trois avaient 41, 42, 43 ans ; trois avaient 44 ans et deux avaient 47 ans ;

Deux avaient de cinquante à soixante ans : 52 et 58 ans.

L'état général était mauvais dans les observations I, IV, VI, VII, X, XII, XV, XVI, XIX, et déplorable dans les observations IX et XVIII. A ce point de vue, j'appelle particulièrement l'attention sur la malade de l'observation IX, qui était arrivée au dernier degré de la cachexie hémorrhagique. Et, chose remarquable, elle présentait en outre des élévations de température de 38 à 39 degrés, que je croyais sur le compte d'une lésion annexielle. A l'opération, je trouvai le fibrome isolé et mobile. Dès le soir de l'opération, la température était normale. *La fièvre était*

3

donc bien due au fibrome et amenée par la résorption de toxines sécrétées par la tumeur.

Les deux cas de fibromes intra-ligamenteux *(Obs. XIII et XVII)*, qui ont présenté de grandes difficultés opératoires, ont guéri avec la plus grande simplicité.

Il en est de même des quatre fibromes pelviens, coexistant avec des fibromes abdominaux.

Une seule malade *(Obs. III)* a présenté une élévation de température post-opératoire un peu alarmante qui a cédé à l'évacuation de l'intestin. Aucune autre opérée n'a dépassé 38.

Les résultats définitifs sont excellents. Certaines opérées ont présenté des troubles vicariants assez intenses pendant quelques mois, consistant en bouffées de chaleur, sensation d'étouffement et migraines. Mais l'application régulière de sangsues a amené l'amélioration et la disparition de ces troubles congestifs dès le sixième ou le septième mois.

Pour terminer, je tiens à ajouter aux résultats précédents ceux que j'ai obtenus de janvier 1898 à mars 1899, à la suite d'interventions pour fibromes autres que l'hystérectomie abdominale.

En outre des vingt hystérectomies abdominales, j'ai pratiqué douze autres opérations pour fibromes, comprenant :

a) Cinq hystérectomies vaginales avec cinq succès ([1]).

b) Deux myomotomies intra-utérines pour fibromes sphacélés avec deux succès.

c) Quatre myomotomies intra-utérines après débridement du col, avec quatre succès.

d) Une myomotomie trans-vaginale de Czerny pour un

---

(1) J'ai fait tout récemment deux autres hystérectomies vaginales pour fibromes. Les opérées vont très bien.

volumineux fibrome de la face postérieure de l'utérus, avec guérison.

Ce qui fait, en somme :

Trente deux opérations pour fibromes, dont vingt-huit importantes et quatre (les myomotomies intra-utérines) peu graves.

Je désirerais, pour terminer, comparer les résultats que j'ai obtenus avec ceux obtenus par d'autres chirurgiens. On verrait qu'ils supportent avec ces derniers une comparaison avantageuse. Mais je devrais publier des statistiques éparses dans des mémoires ou des thèses qui remontent à l'année dernière. Et, comme une des questions qui sera développée au *Congrès de Chirurgie* du mois d'octobre prochain est précisément l'hystérectomie abdominale, la comparaison avec les résultats les plus récents sera établie d'elle-même.

Je tiens à faire remarquer qu'avec une mortalité aussi faible que celle de l'hystérectomie abdominale pour fibromes, un ou deux cas, qui se terminent par un insuccès non imputable directement à l'opération, changent complètement la statistique.

Si je publie seulement mes opérations d'hystérectomie pour fibromes faites depuis janvier 1898, cela tient à ce que je suis, depuis cette époque, en possession d'une technique nouvelle bien supérieure à celle dont je me servais au préalable et à laquelle je continuerai à avoir recours dans l'avenir.

Observations

Observ. I. — *Fibrome hémorrhagique et douloureux.* — *Hystérectomie abdominale totale.* — *Guérison.* — Madame B..., ménagère, 33 ans, sans enfants, soignée par le D' Lespinasse, médecin-major au 49' régiment d'infanterie, vient me trouver en octobre 1897 pour des pertes très abondantes survenant tous les quinze jours. Bien réglée jusqu'à trente ans, la malade a commencé à perdre vers cette époque. Les pertes ont été en augmentant et, depuis deux ans, elle perd tous les quinze jours pendant une semaine. C'est alors que le ventre a grossi. La malade souffre beaucoup à certains moments et elle est obligée de garder le lit. A l'examen, je trouve une tumeur fibreuse remontant au-dessus de l'ombilic, très dure, s'étendant vers l'hypochondre gauche, et envoyant un prolongement dans le cul-de-sac postérieur. *La malade refuse toute intervention.* Mais, en décembre, la situation empire. Une perte très forte, s'accompagnant de douleurs intenses, tient la malade au lit pendant une quinzaine de jours. La tumeur a notablement augmenté de volume. Aussi, la malade, très fatiguée et très anémiée, consent-elle à se faire opérer. État général médiocre.

Hystérectomie abdominale totale, le 2 janvier 1898. — Le D' Garat se charge de l'éthérisation. Le D' Cahier, médecin agrégé du Val-de-Grâce, veut bien m'aider directement. Après incision de la paroi et extériorisation de la tumeur, je pince et coupe le bord supérieur des ligaments larges. Puis, par une fente de la paroi postérieure du vagin, je saisis le col avec des pinces spéciales, et l'attire en haut, à travers cette boutonnière postérieure, que j'agrandis aux ciseaux en contournant le col utérin. J'incise la paroi antérieure du vagin, en attirant de plus en plus le col en haut, et avec le doigt je détache très rapidement la vessie de bas en haut. La matrice ne tient plus que par le bord inférieur des ligaments larges. Je pince la base du ligament large droit et je coupe. Faisant basculer la matrice vers la gauche, la base du ligament large gauche se présente avec l'utérine qu'il m'est très facile de pincer et de couper. Je remplace les pinces par des ligatures et suture latéralement les feuillets des ligaments larges, et sur la ligne médiane les parois du vagin et le péritoine.

Suture de la paroi à trois étages, en laissant passer un drain au niveau de l'angle inférieur de la plaie qui pénètre dans le Douglas.

Durée de l'opération : 50 minutes.

A la coupe, on rencontre un très volumineux fibrome de la paroi postérieure de l'utérus, autour duquel sont placés trois fibromes moins volumineux.

Poids de la tumeur : 4 kilos 300 grammes.

Les suites opératoires sont aussi simples que possible. Pas de fièvre. Pas de précipitation du pouls. La malade urine seule dès le soir de l'opération. Pas de douleurs. *Le malade sort de ma maison de santé 17 jours après l'opération.*

J'ai revu cette malade trois mois et sept mois après l'opération : elle est dans un état de santé parfaite.

Observ. II. — *Fibrome volumineux ayant tendance à augmenter de volume. — Hystérectomie abdominale totale. — Guérison.* — Madame de X..., sans profession, habitant le département des Landes, âgée de 52 ans, m'est adressée en mars 1897 par mon ami, le Dr Batbedat (de Bayonne). Réglée à 16 ans, normalement, ayant eu la ménopause à 48 ans, sans accidents. A eu un enfant il y a 30 ans. Gravelle urique et coliques néphrétiques de temps en temps. Le ventre a grossi il y a cinq ou six ans, *après la ménopause.* Actuellement, le développement du ventre est celui d'une grossesse de 8 mois. Pas de pertes du tout. Mictions fréquentes. Grande fatigue à la marche et douleurs dans les reins. A l'examen, on trouve un fibrome dépassant l'ombilic de trois travers de doigt, lisse, régulier et s'étalant dans les flancs. Rien au toucher. Comme, somme toute, ce fibrome ne donne que peu d'accidents, je conseille à Madame de X... d'attendre. Elle vient me trouver en novembre. *Le fibrome a augmenté dans de fortes proportions.* Est à cinq travers de doigt au-dessus de l'ombilic. Gêne de plus en plus forte. La malade, très confiante, demande elle-même l'opération.

Hystérectomie abdominale totale, le 4 janvier 1898. — Le Dʳ Garat chloroformise la malade (je ne me sers pas d'éther à cause d'une tendance marquée aux bronchites). Le Dʳ Cahier m'assiste. Le Dʳ Batbedat assiste à l'opération.

Incision de la paroi, du pubis à trois travers de doigt au-dessus de l'ombilic, en le contournant à gauche. Extériorisation de la tumeur, à l'aide du tire-bouchon désenclaveur. De larges compresses, plongeant dans le Douglas, protègent l'intestin qui ne paraît plus pendant toute l'opération. Je pince et je coupe le bord supérieur de chaque ligament large. Par une incision de la paroi postérieure du vagin, faite sur une pince introduite dans le vagin, je saisis le col et agrandis cette incision en contournant le col et le rasant au niveau de la paroi antérieure du vagin. Quand la vessie est décollée de bas en haut, je pince la base de chaque ligament large que je coupe et la tumeur est enlevée. Comme la tumeur bombait fortement en arrière et descendait assez bas, j'eus de sérieuses difficultés à ouvrir le cul-de-sac postérieur et à désinsérer le vagin du col.

Les pinces sont remplacées par des ligatures.

Les feuillets des ligaments larges sont suturés par un surjet. Je ne suture ni le vagin, ni le péritoine sur la ligne médiane et établis un drainage vaginal.

Suture de la paroi à trois étages, sans drainage abdominal.

L'examen de la pièce montre que le fibrome s'est développé sur la paroi postérieure à l'union du corps et du col. Les ovaires sont scléro-kystiques.

Le poids de la tumeur est de 4 kilos 700 grammes.

Suites. — La malade souffre beaucoup pendant quarante-huit heures. Mais le pouls est bon, la fièvre est nulle. Purge au calomel le cinquième jour. Les fils sont enlevés le dixième jour. La malade quitte la maison de santé le quinzième jour, et le lendemain, *soit 16 jours après l'opération, l'opérée prenait ses repas à table.*

Elle est actuellement en très bonne santé.

Observ. III. — *Fibrome utérin.* — *Hystérectomie abdominale totale.* — *Guérison.* — Jeanne A..., 39 ans, cuisinière, célibataire, habitant Biarritz, m'est adressée par le Dʳ de Lostalot-

Bachoué. Elle s'est aperçue que son ventre a grossi il y a six ans. Elle a suivi, depuis trois ans, des traitements médicaux divers et a fait plusieurs saisons de bains chloruré-sodiques sans résultat aucun. Je constate un gros fibrome dépassant l'ombilic, lisse, régulier, mobile, n'envoyant pas de prolongements dans le petit bassin. Il existe des règles prolongées et très abondantes, des douleurs dans les reins amenant l'impossibilité de travailler.

Hystérectomie abdominale totale, le 28 janvier 1898. — Le Dr Garat se charge de l'éthérisation. Le Dr Cahier m'assiste directement. Le Dr de Lostalot-Bachoué (de Biarritz) assiste à l'opération. Le fibrome étant amené hors du ventre par le désenclaveur, les compresses et la valve abdominale étant placées comme à l'ordinaire, je mets une pince horizontalement en dehors des annexes gauches dont l'extrémité atteint le bord utérin, une seconde pince rejoignant la première sur la corne utérine, et je coupe le ligament large au ras de la pince externe. Même manœuvre à droite. Je réunis les pinces précédentes par une incision transversale du péritoine de la face antérieure de la matrice passant en un point où le péritoine se mobilise facilement, et j'isole rapidement la vessie que je refoule en bas. Le lambeau péritonéal antérieur se trouve constitué. Puis, suivant du doigt et de l'œil le bord droit de la matrice, je pince l'utérine flanquée de ses veines et la coupe. Même manœuvre à droite. Quelques coups de ciseaux détachent les insertions vaginales du col et la matrice est enlevée. Quatre points de suture ferment hermétiquement le vagin. Des ligatures remplacent les pinces des utérines et des utéro-ovariennes. Un surjet séro-séreux réunit les feuillets des ligaments larges, le lambeau péritonéal antérieur au péritoine qui recouvre la paroi postérieure du vagin et enfouit tous les pédicules.

Drainage du Douglas par un drain qui pénètre par l'angle inférieur de la plaie.

Suture de la paroi à trois étages.

Durée de l'opération : 45 minutes.

Injection sous-cutanée de 500 grammes de sérum.

Poids de la tumeur : 3 kilos 700 grammes.

Suites. — Pendant trois jours, les suites sont aussi simples que possible. Le soir du quatrième jour, la température s'élève à 38° et le lendemain soir à 38°7. Ni gaz, ni matières n'ayant été émises, j'ordonne du calomel à la dose de un gramme qui amène une débâcle très abondante. Tout rentre dans l'ordre et la malade quitte ma maison de santé le dix-huitième jour après l'opération.

J'ai revu cette malade trois mois plus tard. Elle est très bien. La cicatrice est parfaite. Pas de troubles vicariants. Elle porte une ceinture abdominale.

Observ. IV. — *Fibrome utérin. — Poussées de phlébite du ligament large. — Hystérectomie abdominale. — Guérison.* — Madame B..., ménagère, habitant la caserne de la douane de Bayonne, âgée de 42 ans, obèse, n'ayant pas eu d'enfant, m'est adressée par le D⁵ Balbedat. De bonne santé antérieure, cette malade a commencé à souffrir le long des sciatiques et des reins, depuis un an environ. Elle ne pouvait se tenir debout qu'à grand'peine. A deux reprises différentes, il y a sept mois et deux mois, elle a été prise de douleurs violentes dans le côté gauche du ventre avec œdème très accentué du membre inférieur. Au moment de ces accidents, elle a gardé le lit pendant quarante jours environ. Le ventre a augmenté de volume depuis deux mois seulement. Constipation. Pas de pertes. A l'examen, je trouve un fibrome de la grosseur d'une tête d'adulte dépassant l'ombilic de deux travers de doigt, et que l'on sent sur la paroi antérieure du vagin.

Je diagnostique : Fibrome utérin avec compressions et douleurs le long des sciatiques, avec phlébite des veines du ligament large et de l'iliaque externe gauche, et conseille une opération immédiate.

Hystérectomie abdominale totale, le 25 février 1898. — Le D⁵ Garat s'occupe de l'éthérisation et le D⁵ Cahier m'aide directement. Les D⁵ˢ Balbedat et de Lostalot-Bachoué assistent à l'opération.

Obésité marquée de la paroi, nécessitant une très longue incision. Extériorisation de la tumeur. Protection des anses intestinales et du péritoine. Valve de Collin au niveau de l'angle inférieur de la plaie. Pincement et section de la partie supérieure des ligaments larges. Formation d'un lambeau péritonéal antérieur et isolement de la vessie. Pincement et section des utérines. Désinsertion du vagin tout autour du col, en commençant par la paroi antérieure. Le vagin est fermé par quelques points de suture, les pinces remplacées par des ligatures, et un surjet séro-séreux rapproche les feuillets péritonéaux au niveau des ligaments larges et du vagin.

Drainage du petit bassin par l'angle inférieur de la plaie.

Suture à trois étages. — Durée de l'opération : 50 minutes.

Injection sous-cutanée de 500 grammes de sérum.

Il s'agit d'un très volumineux fibrome du fond de l'utérus ayant envahi le segment inférieur de la matrice et toute la paroi postérieure. Poids : 3 kilos 100 grammes.

Suites. — Les suites opératoires sont aussi simples que possible. Un peu de dépression du pouls qui m'engage à pratiquer, le lendemain matin, une nouvelle injection de sérum. Température maxima : 37°8 le troisième jour. La malade urine seule, et l'intestin fonctionne normalement à partir du quatrième jour, à la suite d'une purge de 0,80 centigr. de calomel suivie d'un lavement purgatif du codex. Fils enlevés le dixième jour.

Quitte ma maison de santé le 18e jour.

Revue en parfaite santé cinq mois après l'opération. Va actuellement aussi bien que possible.

Observ. V. — *Fibrome très hémorrhagique et douloureux, abdominal et pelvien. — Hystérectomie abdominale supra-vaginale. — Guérison.* — Marie X..., célibataire, 44 ans, commissionnaire, m'est adressée par le Dr Guilbeau (de St-Jean-de-Luz). Elle se plaint du bas-ventre et des reins depuis six ans et n'a pu travailler qu'avec les plus grandes difficultés. Les règles sont abondantes et durent de six à huit jours. Depuis cinq mois, elle ne peut vaquer à ses occupations. Je constate un volumineux fibrome atteignant l'ombilic et envoyant un prolongement dans le cul-de-sac postérieur. Ce prolongement paraît même être un fibrome indépendant de celui que l'on sent dans le ventre. Le col situé derrière le pubis ne peut être atteint.

Hystérectomie abdominale supra-vaginale, le 10 mai 1898.
— Comme à l'ordinaire, les D⁰ˢ Garat et Cahier m'assistent.
Le Dʳ Guilbeau assiste à l'opération. Après extériorisation de
la tumeur et pincement des bords supérieurs des ligaments
larges, je m'aperçois que le petit bassin est rempli par une
tumeur volumineuse plongeant dans le cul-de-sac de Douglas.
Je plonge alors le désenclaveur dans cette tumeur, mais rien
ne veut venir. Je fais alors une longue incision sur la face
supérieure de la tumeur. La capsule du fibrome étant ouverte,
je puis saisir la tumeur avec des pinces à traction, et je la
morcelle et l'énuclée rapidement. Une compresse remplace le
fibrome et arrête l'hémorrhagie par compression.

Je puis alors continuer l'opération, à l'ordinaire : formation
du lambeau antérieur, isolement de la vessie et pincement des
utérines.

Arrivé au-dessus du vagin, je sectionne le col aux ciseaux,
et la matrice est enlevée avec la tumeur abdominale.

Sutures du col au catgut. Deux ligatures sont néanmoins
sur les parois du col.

Ligature des vaisseaux.

Suture du péritoine au niveau des ligaments larges et des
moignons du col.

Drainage du petit bassin par un tube qui passe par l'angle
inférieur de la plaie.

Suture à trois étages. — Durée de l'opération : 1 heure 10.

Les suites opératoires sont simples. La malade souffre assez
pendant trois jours et il s'écoule un peu de sang par le drain,
qui est supprimé le second jour.

La malade quitte la maison de santé le 20ᵉ jour. Elle présente un peu de parésie des membres inférieurs due sans
doute à la position du plan incliné et à la compression du
creux poplité. Une dizaine de jours plus tard, toute parésie a
disparu.

Je vois cette malade de temps en temps. Elle est aussi bien
que possible. Les quelques troubles vicariants qu'elle a sentis
après l'opération ont disparu.

Observ. VI. — *Utérus fibromateux et épithélioma intra-
utérin. — Hystérectomie totale vagino-abdominale. — Guéri-*

son. — Madame M..., 58 ans, m'est adressée par le D' Doassans (de Nay). Elle se plaint de souffrir du bas-ventre depuis deux ans. Ces douleurs ont beaucoup augmenté depuis quatre mois. Douleur également le long des sciatiques. Pertes de temps en temps, tous les mois environ, durant cinq ou six jours. L'état général est mauvais.

A l'examen, je trouve un utérus dépassant le pubis de trois travers de doigt, un peu enclavé, dur et lisse. Je porte le diagnostic de fibrome et propose l'hystérectomie vaginale.

Hystérectomie vagino-abdominale, le 18 mai 1898. — Les D" Garat et Cahier m'assistent. Le D' Doassans est présent à l'opération. Je fais, le premier temps de l'hystérectomie vaginale : incision circulaire autour du col, ouvertures des culs-de-sac antérieur et postérieur et je commence l'hémisection antérieure. Mais rien ne descend. Ayant sectionné sept ou huit centimètres de la paroi antérieure de la matrice, l'hystéromètre pénètre encore à 12 centimètres au delà. Prévoyant une vaginale très laborieuse, je me décide, séance tenante, à pratiquer l'hystérectomie abdominale. Avant de changer de position, je mets une pince longuette sur chaque utérine, à la base des ligaments larges. Position de Tredelenburg. L'utérus étant attiré hors du ventre, je pince et je coupe le bord supérieur de chaque ligament large, et la matrice est très rapidement détachée. Je lie ces bords supérieurs et je ne m'occupe pas des utérines qui sont pincées. Je laisse le vagin ouvert, que je draine.

Injection de sérum sous la peau.

Suture de la paroi à trois étages.

Durée de l'opération : 50 minutes.

Pièce. — Fibrome de la paroi antérieure et postérieure et, en outre, épithélioma de la muqueuse du corps implanté sur la face postérieure.

Suites. — Normales. Pinces enlevées après 48 heures. Quitte ma maison de santé le 20e jour. Un peu de parésie des membres inférieurs qui disparaît trois semaines plus tard.

Observ. VII. — *Fibrome abdominal peu développé.* — *Gros fibrome pelvien.* — *Hystérectomie abdominale supravaginale.* — *Guérison.* — P..., âgée de 37 ans, célibataire,

sans enfants, m'est adressée par le Dr Guilbeau (de St-Jean-
de-Luz). Toujours bien réglée, n'ayant pas eu de maladie
antérieure, elle a commencé à souffrir depuis deux ans. A une
gène très forte a succédé l'impossibilité de travailler. Constipation opiniâtre. Règles très abondantes. Urine difficilement
et très souvent. Douleurs violentes le long des sciatiques.

A l'examen du ventre, je trouve une tumeur très dure située
sur la ligne médiane et complètement immobile. Par le toucher, je tombe sur une volumineuse tumeur, emplissant le
vagin et toute la cavité pelvienne. Elle paraît si intimement
unie à la concavité du sacrum, que le doigt ne peut passer
entre la tumeur et le sacrum. Je ne puis davantage passer
entre le pubis et la tumeur, et la situation du col ne peut être
fixée. La tumeur arrive presque à la vulve. Elle est enclavée
à tel point, que je ne puis lui imprimer le moindre mouvement
ni mobiliser la tumeur abdominale.

Le diagnostic me paraît hésitant. La tumeur est d'une
dureté ligneuse et tout à fait immobile. On ne peut déterminer
ses connexions avec la matrice qui paraissent plutôt se ratta-
cher au squelette du bassin. L'état général est très mauvais.
Je me demande si je ne suis pas en présence d'un ostéosar-
come du bassin. Mais comme je ne puis affirmer ce diagnostic,
je demande à la malade de revenir me trouver plus tard.

En mai 1898, je constate que la tumeur abdominale a augmenté de volume. Par le palper bimanuel, je puis imprimer
quelques mouvements à la tumeur du petit bassin et les com-
muniquer à la tumeur abdominale. La consistance s'est un
peu modifiée et la tumeur paraît moins dure Je crois à un
fibrome pelvien coexistant avec un petit fibrome abdominal.

Hystérectomie abdominale supra-vaginale, le 4 juin. —
Les Drs Garat et Cahier m'assistent. Les Drs Blazy (de
Bayonne) et Laurent (de Magescq) assistent à l'opération.
L'extériorisation de la tumeur est impossible Je constate alors
que la partie supérieure des ligaments larges est libre. Je les
pince et je les coupe, et je puis alors attirer un peu mieux la
tumeur. Je dessine et dissèque le lambeau péritonéal et pince
les utérines assez facilement, la tumeur abdominale et le
fibrome pelvien étant développés aux dépens de la face posté-

rieure et du sommet de la matrice. Je puis même sectionner le col, le tout étant en place. Exerçant alors des tractions énergiques sur le fibrome enclavé, je l'attire dehors progressivement.

Je suture le col, lie les vaisseaux et suture le péritoine pelvien.

Drainage et suture de la paroi à trois étages.

Durée de l'opération : 45 minutes.

Injection de 500 grammes de sérum.

La tumeur présente la disposition suivante : La tumeur enclavée est implantée sur la face postérieure de l'utérus, au-dessus de l'isthme et s'est développée par en bas. Elle mesure dix-huit centimètres de long sur douze de large. Un sillon indique la compression du détroit supérieur sur la tumeur. La tumeur abdominale, du volume du poing, est implantée près du sommet de la matrice.

Poids : 1 kilo 900 grammes.

Suites. — Les suites opératoires sont aussi simples que possible. Un peu de dépression le soir, combattue par 500 grammes de sérum.

La malade quitte ma maison de santé le 17e jour après l'opération. Elle est actuellement très bien portante.

Observ. VIII. — *Fibrome utérin douloureux et augmentant de volume.* — *Hystérectomie abdominale supra-vaginale.* — *Guérison.* — C..., 38 ans, domestique, sans enfants, de Castets-des-Landes, m'est adressée par le Dr Fourgs (de Linxe). Elle porte un fibrome abdominal mobile, sans prolongement pelvien, dépassant l'ombilic de deux travers de doigt. Le ventre a commencé à grossir après un an seulement. La malade souffre surtout au moment des règles qui sont plus abondantes que de coutume et durent huit jours. Elle revient me voir un mois après le premier examen. La tumeur a encore augmenté de volume. L'opération est décidée.

Hystérectomie abdominale supra-vaginale, le 4 août 1898. — Le Dr Garat donne l'éther. Le Dr Cahier m'aide. Les Drs Maurange (de Paris), Devallet (d'Anglet) et Pailhès (de Mont-de-Marsan) assistent à l'opération.

L'opération se pratique avec la plus grande facilité, et je

fais la supra-vaginale que j'ai décrite dans le cours de ce travail.

Pas de drainage du tout.

Durée de l'opération : 40 minutes.

Poids de la tumeur : 3 kilos 200 grammes.

Les suites sont aussi simples que pour un kyste de l'ovaire des plus faciles. La température ne dépasse pas 37°4. Les fils sont enlevés le dixième jour. La malade devant partir le quinzième jour, à mon grand étonnement, je trouve, au second pansement, un abcès de la paroi qui s'est formé sans douleur et sans fièvre, ce qui retarde son départ de cinq jours. Je renvoie la malade avec un pansement fortement serré. L'abcès met un mois à guérir.

La malade est actuellement très bien portante.

Observ. IX. — *Fibrome hémorrhagique.* — *État général déplorable.* — *Hystérectomie abdominale supra-vaginale.* — *Guérison.* — Madame X..., du département des Landes, 38 ans, ayant un enfant de 16 ans, m'est adressée par le Dʳ Dichas (de Ste-Marie-de-Gosse, Landes). Je la vois pour la première fois en mars 1896 pour un fibrome allant à égale distance de l'ombilic et du pubis et ne donnant guère d'accidents. Je conseille le traitement médical et une surveillance suivie. Elle revient me trouver en septembre 1897. La tumeur avait doublé de volume. Des ménorrhagies survenaient et duraient de huit à dix jours. Des douleurs de rein empêchaient la marche prolongée. Je conseille l'opération, mais elle est refusée.

En mars 1898, la situation empire brusquement. Des pertes d'une abondance extrême rendent l'état critique. La malade se relève très difficilement et, en juin, au moment où elle a l'intention de se faire opérer, nouvelle crise aussi grave que la précédente. A des pertes profuses s'ajoutent de la fièvre, de la douleur à gauche et de l'œdème de la jambe gauche.

Je la vois dans les premiers jours de juillet. La situation est très alarmante : décoloration complète des téguments et des muqueuses, bouffissure des paupières, œdème des malléoles. La température est à 38°5 : 39° le soir, 38° le matin. Un écoulement sanguin incessant contribue encore à épuiser la malade. Le fibrome dépasse l'ombilic de deux travers de doigt.

Dans le cul-de-sac latéral gauche on sent de l'empâtement. La malade n'étant pas transportable, je conseille le traitement suivant : ergotine à l'intérieur, injections intra-utérines de sérum gélatineux, tamponnement à l'aide de mèches imbibées de sérum gélatineux et injections quotidiennes de 500 grammes de sérum sous la peau. Le Dr Bernès-Lasserre (de Peyrehorade) applique ce traitement.

Après un mois, la malade peut être transportée à Bayonne, au *Pavillon St-Louis*, mais elle est encore dans un tel état que je n'ose l'opérer. Je fais, le premier jour, deux injections sous-cutanées, mais la malade a de la diarrhée. Il me faut descendre à 500 grammes par jour. La malade prend du sirop d'hémoglobine. Température du soir : 39° à 39°3 ; du matin : 38 à 38°5.

Pendant une dizaine de jours, injection quotidienne de 500 grammes de sérum. Mais, malgré ce traitement, la malade ne se relève pas et je me décide à l'opération, qui a lieu le 17 août 1898.

Hystérectomie abdominale supra-vaginale. — Le Dr Garat endort la malade à l'éther. Le Dr Lasserre m'assiste directement. Les Drs Blazy, Bathedat et Bernès-Lasserre assistent à l'opération. Avant l'opération, j'injecte 1.000 grammes de sérum sous la peau.

Rien à noter dans l'opération qui est très simple, si ce n'est la rapidité extrême avec laquelle je conduis l'opération.

La matrice est enlevée, l'hémostase étant parfaite, en trois minutes et demie. Durée totale de l'opération : 30 minutes.

Nouvelle injection post-opératoire de 1.000 gram. de sérum.

Les suites opératoires sont des plus simples. Pas le moindre schock. La malade urine seule dès le soir de l'opération. Pas le moindre ballonnement les jours suivants. La température, qui était très élevée avant l'opération, tombe à la normale dès le 17 au soir. Les fils sont enlevés le dixième jour et la malade quitte ma maison de santé le 20e jour après l'opération.

Pièce. — Énorme fibrome développé aux dépens de la face antérieure. Couleur lie de vin à la coupe. Poids : 5 kilos 100 grammes.

La malade est en pleine santé. Je l'ai revue il y a deux mois.

Elle me disait « ne s'être jamais aussi bien portée ». Quelques troubles vicariants sans importance.

Observ. X. — *Fibrome très hémorrhagique.* — *Mauvais état général.* — *Hystérectomie abdominale supra-vaginale.* — *Guérison.* — H..., 44 ans, mariée, de Bayonne, est en traitement à l'hôpital de Bayonne où mon confrère, le Dr Blazy, me demande de venir la voir. Cette malade est dans un état d'anémie extrême amené par des hémorrhagies remontant à deux mois. On constate un fibrome abdominal remontant à quatre travers de doigt au-dessus de l'ombilic sans prolongement pelvien.

Hystérectomie abdominale supra-vaginale le 10 septembre 1898. — Je suis aidé par les Drs Garat et Lasserre. Le Dr Blazy assiste à l'opération.

Rien d'anormal pendant l'opération, et tous les temps de l'opération, telle que je la pratique, se déroulent sans incidents.

Le lendemain de l'opération, cette malade est transportée, sur un brancard, du *Pavillon St-Louis* à l'hôpital, distant de 800 mètres environ.

Les sutures sont enlevées le douzième jour.

La convalescence est très rapide.

Actuellement, cette malade va très bien.

Observ. XI. — *Fibrome douloureux et hémorrhagique.* — *Hystérectomie supra-vaginale.* — *Guérison.* — Madame P..., femme de chambre, 39 ans, ayant eu deux enfants, m'est adressée par le Dr Guilbeau (de St-Jean-de-Luz). Elle porte un fibrome arrivant à deux travers de doigt au-dessous de l'ombilic, mobile, sans enclavement.

Hystérectomie abdominale supra-vaginale le 10 novembre 1899. — Je suis aidé par les Drs Lasserre et Garat. Les Drs Lasserre père, Blazy et Larre (de St-Jean-Pied-de-Port) assistent à l'opération.

Les temps opératoires sont des plus faciles à exécuter et l'opération (suture comprise) est achevée en 35 minutes.

La malade portant en outre une hernie inguinale droite volumineuse, je pratique, séance tenante, la cure radicale de la hernie.

Pièce. — Fibrome développé aux dépens de la face antérieure. Ovaires scléro-kystiques. Poids : 1 kilo 800 grammes.

Suites. — D'abord, très régulières. Le troisième jour, un
peu de ballonnement et quelques vomissements. Température 38°, mais le pouls reste très calme, 75 à peine. Du calomel, suivi d'un lavement purgatif, amène une débâcle et tout
rentre dans l'ordre. La malade quitte le *Pavillon St-Louis* le
18e jour.

Observ. XII. — *Fibrome à développement très rapide.* —
Douleurs. — *Hémorrhagies.* — *Rétention d'urine.* — *Fibrome
abdomino-pelvien.* — *Hystérectomie supra-vaginale.* — *Guérison.* — Madame P..., 47 ans, de Bayonne, vient me trouver,
en 1896, pour des pertes blanches abondantes, un utérus gros
et un col extrêmement hypertrophié, et tous les symptômes
généraux de la métrite. Je lui fais un curettage et une amputation du col. Amélioration pendant quelque temps. Vers la
fin de 1897, elle se plaint de souffrir, mais je ne constate rien
d'anormal. Elle revient me trouver en septembre 1898 et je
constate un petit fibrome de la paroi postérieure de la matrice.
Deux mois plus tard, crise de rétention d'urine. Je trouve
alors une tumeur dépassant le pubis de quatre travers de
doigt et coïncidant avec un autre fibrome très volumineux,
enclavé, comprimant la vessie et le rectum. Hémorrhagies
très abondantes et douleurs violentes.

*Hystérectomie abdominale supra-vaginale, le 24 novembre
1898.* — Je suis aidé par les Drs Garat et Lasserre. Le Dr
Rosenthal (de Bayonne) assiste à l'opération. L'extériorisation
de la tumeur est difficile par suite de la présence du fibrome
pelvien, enclavé, coexistant avec le fibrome abdominal. Je
dois exercer des tractions sur le premier fibrome à l'aide de
pinces à traction.

Temps opératoires faciles.

Suture du col. Ligatures des pédicules vasculaires.

Suture du péritoine.

Suture de la paroi à trois étages.

Injection sous-cutanée de 500 grammes de sérum.

Pièce. — Deux fibromes développés, le supérieur aux dépens de la face antérieure, le second aux dépens de la face postérieure, plus volumineux que le premier.

Poids de la tumeur : 1 kilo 300 grammes.

Suites simples mais douloureuses. La malade souffre plus que de coutume, sans cependant rien offrir d'alarmant. Les sutures sont enlevées le dixième jour et l'opérée sort du *Pavillon St-Louis* le 22e jour.

Un mois après l'opération, petit abcès de la partie supérieure de la cicatrice qui s'ouvre par un orifice de fil.

Observ. XIII. — *Fibromes intra-ligamenteux.* — *Hystérectomie supra-vaginale.* — *Guérison.* — Marie X..., de St-Jean-Pied-de-Port, âgée de 28 ans, célibataire, m'est adressée par le Dr Larre (de St-Jean-Pied-de-Port). Elle se plaint de souffrir énormément du ventre. Elle a eu deux pertes très abondantes : la première, il y a un mois et la seconde il y a quinze jours. On trouve un fibrome remplissant l'enceinte pelvienne et remontant à deux travers de doigt au-dessus du pubis.

Hystérectomie supra-vaginale, le 29 novembre 1898. — Je suis aidé par les Drs Garat et Lasserre. M. Gorsse, médecin principal à l'hôpital de Bayonne, assiste à l'opération. A l'ouverture du ventre, je tombe sur la matrice refoulée en haut et je vois que le fibrome principal est inclus dans le ligament large droit. Il existe trois autres petits fibromes implantés sur la matrice.

Je saisis la matrice avec de fortes pinces à traction et je dessine d'abord le lambeau péritonéal ; je refoule la vessie vers le pubis. Puis j'attaque le ligament large gauche qui me paraît libre. Mais après pincement et section de son bord supérieur, je constate la présence d'un petit fibrome, comme une orange, que je contourne de très près vers sa face inférieure où j'aperçois et je pince l'artère utérine. Je sectionne alors le col de la matrice que je fais basculer sur le côté droit. La tumeur qui emplit le bassin et qui est développée dans le ligament large droit apparaît alors. Je contourne sa face inférieure et puis ainsi saisir l'utérine droite. Quelques coups de doigt détachent complètement la tumeur et le tout vient après pincement de l'ovarienne.

Suture du col.

Ligature des vaisseaux. Surjet péritonéal.

Suture de la paroi. Durée de l'opération : 50 minutes.

Pièce. — Il existe une véritable grappe de fibromes ; quatre plus petits et un volumineux (celui développé dans le ligament large droit). Poids : 1 kilo 500 grammes.

Suites. — Très simples. — Pas la moindre température. Urine seule. Fonctionnement régulier de l'intestin. Sutures enlevées le neuvième jour. Quitte le *Pavillon* le 15ᵉ jour.

Observ. XIV. — *Fibrome utérin douloureux et hémorrhagique.* — *Hystérectomie supra-vaginale.* — *Guérison.* — Juana X..., de St-Sébastien (Espagne), âgée de 38 ans, sans enfants, m'est adressée par le Dʳ Vic, de St-Sébastien. Elle présente un fibrome du volume d'une tête de fœtus à terme, qui s'accompagne de très vives douleurs et d'hémorrhagies abondantes.

Hystérectomie abdominale supra-vaginale, le 24 décembre, à St-Sébastien. — Je suis aidé par mon ami, le Dʳ Vic. Le Dʳ Ucelayeta est au chloroforme. Le Dʳ Carion assiste à l'opération.

Extériorisation de la tumeur, pincement du bord supérieur des ligaments larges, formation du lambeau péritonéal antérieur et isolement de la vessie, pincement des utérines, section du col. La suture du col, la ligature des vaisseaux, le surjet péritonéal ne présentent rien à noter.

Suture de la paroi à trois étages. Sans drainage.

Durée de l'opération : 55 minutes.

Les suites opératoires sont très simples et ne laissent rien à désirer. Les fils sont enlevés le huitième jour. La malade se lève dès le 15ᵉ jour.

Elle est actuellement très bien portante.

Observ. XV. — *Fibrome hémorrhagique et douloureux.* — *Hystérectomie supra-vaginale.* — *Mort de basedowisme suraigu.* — Mademoiselle D..., de Lacq, 36 ans, célibataire, m'est adressée par le Dʳ Bon (d'Arthez). Il y a six ans qu'elle a commencé à souffrir du bas-ventre. Les règles sont tout d'abord devenues abondantes. Depuis deux ans, des hémorragies intermenstruelles surviennent, qui durent quatre jours en moyenne. Elle a, en outre, deux pertes très fortes : l'une, il y a deux mois ; l'autre, il y a trois semaines. Elle souffre de son ventre tout le temps. En outre, crises fréquentes.

A l'examen, je constate un volumineux fibrome dépassant l'ombilic de trois travers de doigt, s'étalant dans les flancs et les fosses iliaques. Très mobile. Ne présentant aucun prolongement dans le petit bassin.

Etat général très mauvais. Face pâle. Muqueuses décolorées.

Hystérectomie abdominale supra-vaginale, le 30 décembre 1898, avec l'assistance des Drs Garat et Lasserre, en présence des Drs Blazy, Ribeton et Breucq (de Bayonne). L'opération est très facile et très rapidement menée — opération type du procédé que j'ai décrit.

Opération et suture terminées en 35 minutes.

Injection de 500 grammes de sérum.

Pièce. — Très gros fibrome unique, ovaires scléro-kystiques. Cavité utérine considérable, pleine de caillots de sang. Poids : 4 kilos 700 grammes.

Suites. — Les suites immédiates sont très simples. Urine seule. Pas de douleur, pas de température, et le troisième jour la malade semblait devoir guérir rapidement. Le lendemain, soit le quatrième jour, je trouve que le pouls est rapide, que la malade présente une certaine agitation et un tremblement généralisé dont je ne saisis pas la cause. Rien du côté du ventre. Fonctionnement régulier de l'intestin. Urine très bien. La malade a passé une très mauvaise nuit. Agitation extrême. Le lendemain matin, incohérence des paroles et des idées ; périodes de dépression et d'excitation. Température 37º2. Pouls à 140. Je constate, en outre, ce qui explique tous les symptômes observés, une augmentation considérable de volume du corps thyroïde avec battements artériels visibles et frémissement de tout le corps thyroïde. En interrogeant les parents, j'apprends que la malade a présenté quelques symptômes de goître exophthalmique et je diagnostique : *crise suraiguë de basedowisme*. Le soir du sixième jour après l'opération, 48 heures après le début des accidents de thyroïdisme, la malade tombe dans le coma et meurt le lendemain matin.

malgré tout ce que nous avions pu faire. Mon ami, le Dr
Lasserre, que j'avais appelé en consultation, partagea ma
manière de voir.

J'ai fait sauter les sutures de la paroi et ai pu constater
l'intégrité absolue de la séreuse péritonéale et des organes
abdominaux.

Observ. XVI. — *Fibrome utérin. — Accidents de spha-
cèle guéris par myomotomie. — Plus tard, hystérectomie
abdominale supra-vaginale. — Guérison.* — Madame L..., 48
ans, ayant eu deux enfants, habitant St-Sébastien (Espagne),
m'est adressée par mon ami, le Dr Vic. Je la vois tout d'abord
en mars 1898 pour des accidents dus au sphacélé d'un fibrome
intra-utérin dont j'ai parlé (page 11) et qui furent enrayés par
la myomotomie intra-utérine. Les morceaux de fibromes enlevés emplissaient une petite cuvette. L'utérus remontait à
l'ombilic.

Quand la cavité utérine fut vidée, je crus encore sentir un
petit fibrome sur la paroi antérieure, mais je m'en tins là.

La malade se releva très bien après cette intervention. Elle
continuait à avoir de temps en temps un petit écoulement
légèrement teinté et était gênée. Quatre mois plus tard, je
constate un fibrome du fond de l'utérus du volume du poing.
Mais la malade ne veut pas se faire opérer encore.

Elle revient me trouver en janvier 1899. Le fibrome a les
dimensions d'une tête de fœtus à terme. L'opération est décidée.

*Hystérectomie abdominale supra-vaginale, le 28 janvier
1899.* — Je suis aidé par les Drs Vic et Ucelayeta. MM. Carion
et Ayesteran assistent à l'opération, qui est pratiquée à St-Sébastien.

Rien à noter pendant l'opération, si ce n'est la difficulté de
lier les utérines.

Opération très régulière.

Les fils sont enlevés le huitième jour. Guérison.

La malade se lève le 15e jour.

J'ai des nouvelles assez fréquentes de cette malade dont
l'état ne laisse rien à désirer.

Observ. XVII. — *Fibromes intra-ligamenteux. — Douleurs et hémorrhagies. — Hystérectomie supra-vaginale. — Guérison.* — Marie A..., 47 ans, ménagère, de Bayonne, mariée, ayant eu deux enfants, vient me trouver en janvier 1899, pour des douleurs très vives qu'elle éprouve dans le ventre. Elle a également des pertes, depuis un an, qui durent vingt jours par mois. État général très mauvais. Douleurs le long des sciatiques et des nerfs obturateurs. Avant l'examen, je crois que cette malade porte un néoplasme utérin. Je constate l'existence d'un fibrome dépassant le pubis de deux ou trois travers de doigt et complètement enclavé dans le petit bassin.

Hystérectomie abdominale supra-vaginale, le 10 février 1899, avec l'aide des Drs Lasserre et Garat. A l'ouverture du ventre, je trouve un petit fibrome du volume du poing implanté sur la face antérieure de la matrice et je remarque que les deux ligaments larges sont distendus par des tumeurs. Je commence à attaquer le ligament large droit qui me paraît le plus libre. J'énuclée sur place un fibrome de la grosseur d'une orange et puis ainsi arriver sur l'utérine. Après avoir fait un lambeau péritonéal antérieur, je coupe le col transversalement et arrive ainsi sur l'utérine gauche que je coupe entre deux pinces. Le ligament large gauche est envahi par un fibrome beaucoup plus volumineux que le précédent. En faisant basculer la matrice avec force, j'arrive au bord supérieur du ligament large que je pince et coupe avec la plus grande facilité.

Suture du col. Ligature des pédicules vasculaires. Suture de la paroi à trois étages. Sans drainage. Durée : 40 minutes. Injection sous-cutanée de 500 grammes de sérum.

Les suites opératoires sont très simples, et cependant l'opération avait été des plus laborieuses. Sutures enlevées le douzième jour. La malade quitte le *Pavillon St-Louis* le 20e jour après l'opération.

Observ. XVIII. — *Très volumineux fibrome dégénéré. — Adhérences intestinales. — Hystérectomie supra-vaginale. — Mort d'asystolie aiguë.* — Mademoiselle D..., 44 ans, rentière, habitant St-Jean-de-Luz, m'est adressée par le Dr Guilbeau (de St-Jean-de-Luz). Je la vois pour la première fois en septembre 1898. Elle souffre du ventre depuis un an environ, mais la tumeur qu'elle sent dans le ventre a débuté depuis cinq ans. Pas de pertes, mais douleurs vives, digestions très difficiles et constipation opiniâtre. État général mauvais.

A l'examen, je trouve un fibrome de consistance très dure, atteignant l'ombilic. Je conseille l'opération qui n'est pas acceptée.

La malade revient me voir les premiers jours de février 1899. Son état général a beaucoup empiré. La tumeur a augmenté de volume et dépasse l'ombilic de trois à quatre travers de doigt. Elle est d'une consistance ligneuse et présente des inégalités de surface de mauvais augure. Je crois à un fibrome dégénéré.

Hystérectomie supra-vaginale, le 12 février 1899, avec l'assistance des Drs Garat et Lasserre. Le Dr Guilbeau est présent.

A l'ouverture du ventre, je constate une coloration grisâtre par places, où la consistance est plus dure. Adhérences intestinales.

La tumeur est extériorisée à l'aide du tire-bouchon. Adhérences intestinales très étendues en haut et à droite de la tumeur. Je sectionne ces adhérences entre deux pinces. La tumeur est rattachée au bord supérieur de la matrice par un assez large pédicule que je pince et que je coupe. J'aperçois alors la matrice bourrée de fibromes et me décide à l'enlever. Pincement des bords supérieurs des ligaments larges. Mais sur la face antérieure de la matrice il existe tout un lacis de vaisseaux saillants de la grosseur d'une plume d'oie, et il m'est impossible de faire un lambeau péritonéal. Aussi, je me dirige rapidement vers les utérines que je pince, et je décolle la vessie de bas en haut. Hémorrhagie assez abondante que la compression arrête pendant que je détache la matrice au ras du vagin. Quelques pinces hémostatiques sont nécessaires sur de gros vaisseaux.

Suture du col. Hémostase définitive.

Suture séro-séreuse du péritoine.

Drainage à la gaze du cul-de-sac du Douglas.

Suture de la paroi à trois étages.

Injection sous-cutanée de 500 grammes de sérum.

A la coupe : aspect très mauvais de la tumeur. Par places, suc laiteux. Poids : 6 kilos 300 grammes.

Suites. — Le soir, tout va bien. Ne souffre pas. Pouls bon. Température normale. Injection de 500 grammes de sérum.

Jusqu'au quatrième jour de l'après-midi, tout va bien. A uriné seule. L'intestin a fonctionné. Pas de ballonnement. Pas de douleur dans le ventre. Pas de vomissements.

Subitement éclatent des accidents cardiaques dont j'ai parlé plus haut, et la malade meurt en trois heures.

Les sutures étant enlevées, je puis constater que tout est bien du côté du ventre.

Observ. XIX. — *Fibrome très hémorrhagique. — Hystérectomie abdominale supra-vaginale. — Guérison.* — Je vois cette malade du Dʳ Brunet (de St-Paul-lès-Dax) à l'hôpital de Dax. Fibrome atteignant l'ombilic. A des pertes très abondantes. Se trouve dans un état d'anémie avancée.

Hystérectomie supra-vaginale. le 20 février 1899, avec l'assistance des Dʳˢ Lavielle et Bourretère, en présence des Dʳˢ Mora et Labatut.

Opération tout à fait classique. Une hémorrhagie très abondante se produit à la base du ligament large droit et cède à la compression.

En faisant le surjet séro-séreux, je laisse, à droite, deux centimètres du ligament large non suturés, et par cet orifice je fais émerger une mèche qui tamponne le ligament large et sort du ventre par l'extrémité inférieure de la plaie.

Cette mèche est enlevée le surlendemain.

Les suites sont bonnes et la malade peut se lever dès le 18ᵉ jour.

Observ. XX. — *Fibrome très douloureux. — Hystérectomie supra-vaginale. — Fibrome abdominal et pelvien. — Guérison.* — Mademoiselle E..., 31 ans, d'Anglet (Basses-Pyrénées), m'est adressée par mon ami, le Dʳ G. Lasserre. Elle se plaint de souffrir du ventre depuis un an et demi, et elle a subi des traitements variés pour une prétendue affection de l'estomac. Ne trouvant aucun soulagement, elle consulte le

Dr Lasserre qui constate une tumeur abdominale d'un diagnostic douteux. La malade a eu deux pertes intermenstruelles de trois jours. L'examen est très difficile, parce que le ventre est douloureux et que la malade s'y prête de très mauvaise grâce.

Je trouve une tumeur abdominale située dans la fosse iliaque gauche. Mais il m'est impossible de reconnaitre sa consistance, à cause de la contraction musculaire. Par le toucher, je trouve, en arrière de l'utérus, une tumeur de consistance inégale, mollasse par places, dure en d'autres endroits, très douloureuse.

J'hésite, comme diagnostic, entre un fibrome et un kyste dermoïde de l'ovaire.

Hystérectomie supra-vaginale, le 27 février 1899, avec l'assistance des Drs Lasserre et Garat.

A l'ouverture du péritoine, la vue de la tumeur me montre qu'il s'agit d'un fibrome. L'exploration révèle un fibrome abdominal et un fibrome pelvien plus important.

Le désenclaveur planté dans le fibrome abdominal et des pinces amarrées sur le fibrome pelvien permettent l'extériorisation de toute la tumeur.

A partir de ce moment, opération des plus simples.

Durée : 40 minutes.

Les suites sont normales et la malade quitte le *Pavillon St-Louis* le 18e jour après l'opération.

Elle est actuellement en très bonne santé.

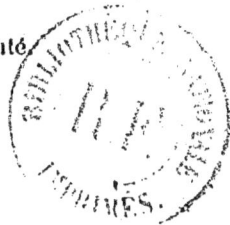

Imp. et Litho. A. Lamaignère. — Bayonne — Biarritz.

101

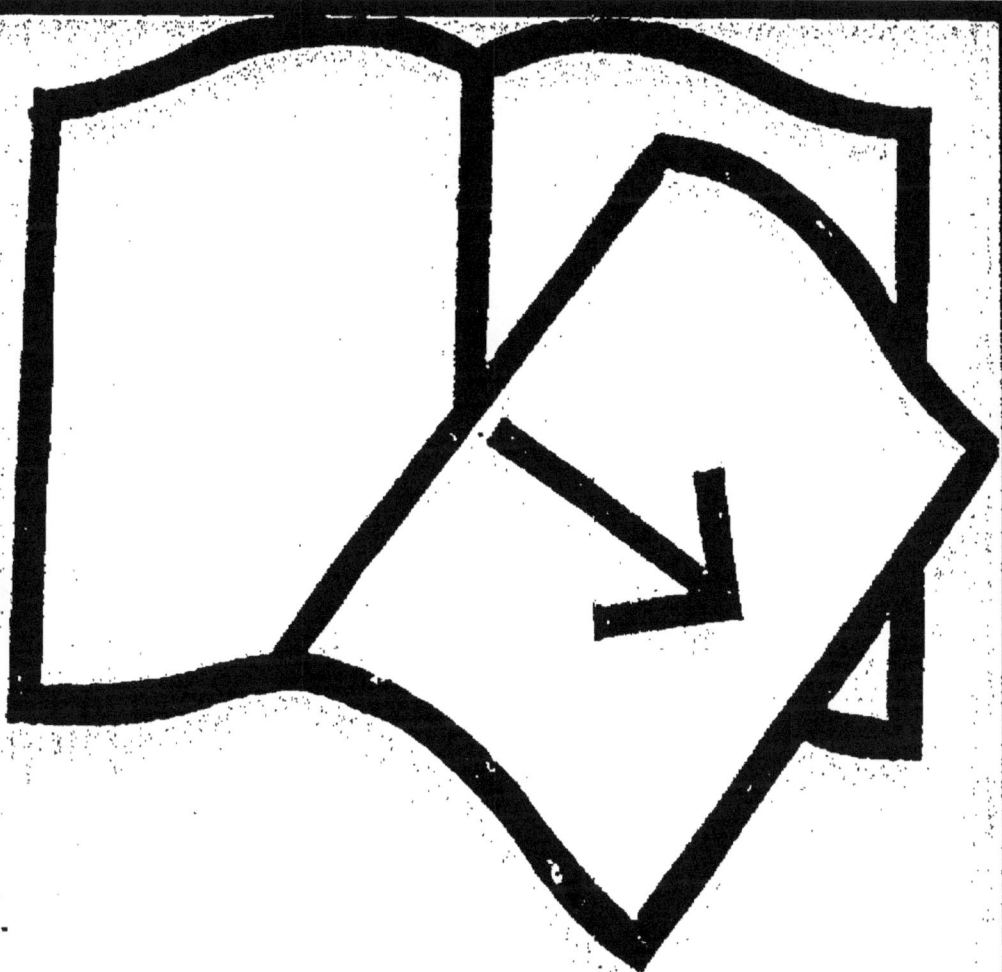

Documents manquants (pages, cahiers...)
NF Z 43-120-13

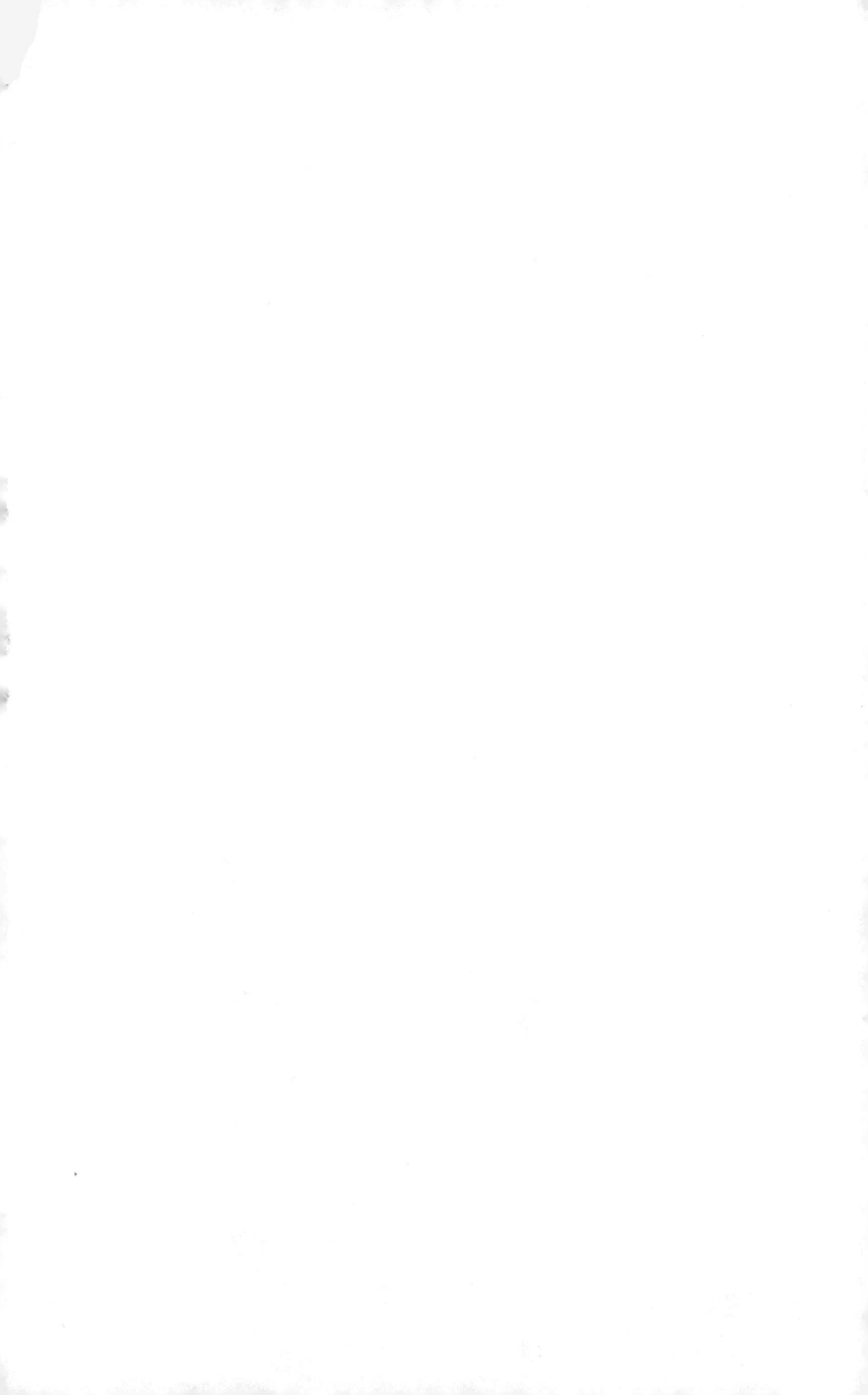